Matthias Matussek

Sucht & Ordnung

Wie ich zum Nichtraucher wurde
und andere irre Geschichten

Mit einem Geleitwort von Kalle Schwensen

Text: © Matthias Matussek
Lektorat: Pelle Pershing
Umschlaggestaltung: Stefan Klinkigt
Satz, Licht, Druck & Gute Laune: Markus Vahlefeld

M&M Productions
Up de Barg 47
24395 Gelting

ISBN

Printed in Germany

Bibliografische Information der Deutschen National-bibliothek

Die Deutsche Nationalbibliothek verzeichnet diese Publikation in der Deutschen Nationalbibliografie; detaillierte bibliografische Daten sind im Internet über http://dnb.d-nb.de abrufbar.

INHALT

GELEITWORT

von Kalle Schwensen

Als mich mein Facebook-Freund Matthias Matussek bat, ein paar Worte zu seinem neuen Buch zu schreiben, habe ich erst mal gestutzt. Sowas hatte ich noch nie gemacht. Ich spreche nicht vom Schreiben, sondern von Vorworten. Auf meinem FB-blog „Meine Meinung“ nehme ich durchaus Stellung zu tagesaktuellen Sachen wie der Corona-Hysterie und dem Schließen von Restaurants, Kinos und Striplokalen – man hätte denjenigen, der sowas vor einem Jahr prophezeit hätte, als ganz üblen Verschwörungstheoretiker gebrandmarkt. Matthias und ich, wir sind, was die Kritik am autoritären, ja undemokratischen Regierungsstil der Kanzlerin angeht, politisch einer Meinung.

Als er mir dann auch noch den Titel nannte und ein paar Kapitel schickte, dachte ich, ehrlich gesagt „Ach du Sch....“. Ein Selbsthilfebuch darüber, wie man mit dem Rauchen aufhört, das betrifft mich ja nun gar nicht, denn ich bin Nichtraucher. Allerdings war das nicht immer so.

Ich kam aus einem kleinen bayrischen Dorf in die Weltstadt Hamburg. Aus einer Schule mit drei Klassenzimmern in eine mit 18 Räumen. Da waren weit über 500 Kinder, und damit 500 potentielle Kunden.

Erst mal stellte ich klar, wer hier das Sagen hat, mit ganz „traditionellen“ Mitteln. Dann steckte ich mein Revier ab und erkannte gleich: Der Platz hinter der Turnhalle war der wertvollste, denn er war am weitesten vom Schulgebäude und den Lehrern entfernt. Und dort wurde gequalmt.

Heimlich Rauchen auf der Toilette war witzlos, denn Rauchen war eine Kunst. Die Kinder wollten zusammenstehen, Qualm-Ringe in die Luft stoßen, den Rauch durch die Nase ausatmen, die Zigarette lässig im Mundwinkel baumeln lassen und die Kippe dann genauso lässig mit Daumen und Mittelfinger wegschnippen.

All das durften und konnten sie bei mir hinter der Turnhalle, denn ich hatte jemanden an der Ecke postiert, der Alarm gab, wenn sich ein Lehrer näherte. Natürlich war mein Service nicht umsonst. Die Schüler und Schülerinnen hatten dafür eine Gebühr von 20 Pfennig zu errichten.

Damals bekam man für 20 Pfennig ein Eis und für 1 Mark eine ganze Schachtel Zigaretten. In den zwei Pausen am Tag habe ich wahrscheinlich mehr eingenommen als andere pro Woche an Taschengeld bekommen haben.

Ich lernte also nicht nur für die Schule, wie es die Lehrer von uns verlangten, sondern fürs Leben.

Mit 16 war für mich die Schulzeit vorbei, endlich durfte ich in einen Boxverein eintreten und dort galt selbstverständlich eisernes Rauchverbot. Aber da es mit 16 Jahren ohnehin erlaubt war, hatte es sowieso an Reize verloren.

Während also Matthias in die Hippieszene einstieg und sich volldröhnte, dröhnte ich meine Gegner im Ring weg, ich war beweglich, hatte einen guten linken Haken und wurde mit 17 Jahren Junioren-Meister .

Haschisch und dieses Zeug hatte mich nie interessiert.

Matthias hat ja keine Hemmungen, auch über seine Niederlagen zu schreiben, zum Beispiel diese verrückte Reise nach Indien, die im Knast landete. Aber wie er darüber schreibt, hat wiederum Klasse – ohne jedes Selbstmitleid, ohne jedes Pathos, er erlebt wirklich dramatische Sachen, die man wohl eher mir zuschreiben würde, und er schreibt darüber voller Selbstironie. Und selbst die banalsten Sachen klingen bei ihm wie Poesie.

Wir sind ja ungefähr gleich alt – und haben in völlig verschiedenen Welten gelebt. Sagen wir es so: Er mochte die Beatles, ich mochte die Stones.

Ich bin absolut gegen eine Legalisierung von Drogen, ich verstehe aber die Gründe, aus denen man dafür sein kann, denn, so argumentiert Matthias, der Kampf gegen die Drogen, das hat schon die Prohibition gezeigt, ist einfach nicht zu gewinnen.

Auf der anderen Seite kann bei mir jeder gerne soviel qualmen wie er will. Ich allerdings habe damit schon vor 35 Jahren nach einer schlimmen Erkältung aufgehört, und es war verblüffend einfach – man muss nur wollen.

Das Buch von Matthias handelt nicht nur vom Rauchen, sondern auch vom Straucheln und Einstecken und davon, wie man wieder auf die Beine kommt. Deshalb ist es eine lohnende Lektüre für alle.

ENDLICH NICHTRAUCHER

Jeder hustenkeuchende Raucher, den ich kenne, hat sich ein- bis mehrmals ernsthaft geschworen „mit dem Scheiß aufzuhören!“

Woraufhin ich meistens nickte, aber ebenso melodramatisch bekannte, dass es für mich zum Nichtrauchen auch eines Anlasses bedürfe! Einen Grund – einen Beweggrund, entscheidender und wegweisender als alle flüchtigen Vorsätze zum neuen Jahr (die, wie jeder weiß, sich etwa zeitgleich mit dem Silvesterfeuerwerk in Luft auflösen).

Es müsste also etwas Bedeutendes sein! Etwas Großes! Ja – etwas Dramatisches!

Etwas in der Art wie im Film „Harry und Sally”, wo Billy Crystal zur Silvesternacht erst kurz vorm Jahreswechsel begreift, dass er in Wahrheit Meg Ryan haben will und dann – punktgenau zum Gongschlag! – vor seiner Herzensdame erscheint, ihr dort endlich, endlich, endlich zu gestehn: „Ich liebe dich!“

Diese hinreißende, weltumstürzende Kussmundschnute von Meg Ryan – das genau ist es...

...oder ein Herzinfarkt.

Ja, Sie haben richtig gelesen: ein Herzinfarkt!

Ein solcher Herzinfarkt ist jedem zigarettenqualmenden Zeitgenossen anzuempfehlen, der schon immer einmal (oder mehrmals) vorhatte, das Rauchen dranzugeben.

Mit der ganzen Qualmerei zu pausieren, das war selbst mir gelegentlich schon gelungen – und zwar während der Fastenzeit. Aber, wie wohl ein jeder weiß, der mal gefastet hat, so ist diese Zeit, diese „Glanzzeit der Reue" (wie sie bei den Orthodoxen genannt wird) mit der Auferstehung des Herrn – also mit Ostersonntag zu Ende, und dann ist Schluss-Aus-Feierabend mit Fasten und Entbehrung, wenn alsbald wieder Völlerei und Rausch fröhlich' Urständ feiern – und somit aller Verzicht und alles Verbot bis auf Weiteres entschwindet; also darf – in Gottes Namen – da wieder aus allen Rohren gepafft, gequalmt und gequarzt werden!

Deshalb – ich kann's nicht genug betonen: Herzinfarkt!

Ein Herzinfarkt ist ein heilsamer Schock! Verdammt unangenehm! Bringt einen zur Einsicht – manche bringt er auch um. (Und Rauchen erhöht die Gefahr eines solchen beträchtlich.)

Meiner kam plötzlich! Wie ein Elefantentritt aus heiterem Himmel (sollte es dort oben solche erdenwärts tretende Dickhäuter geben), und zwar im vorletzten Jahr. Im Sommerurlaub. An der schönen Flensburger Bucht. Gemütlicher Abend bei Freunden, ich ein bisschen müde, verabschiede mich in unsere Ferienwohnung, wo ich dortselbst nun auf den Wohnzimmersessel sinke, wegen... tja, wegen dieses urplötzlichen Elefantentritts – aaauuutsch!

Schmerz im Brustkorb. Atemnot. Angst. Ich rufe meine Frau an; ihr Handy klingelt – allerdings direkt neben mir, auf dem Couchtisch, na toll!

Ich rufe 110. Als die Verbindung steht, keuche ich „Ich krieg keine Luft!"

„Wo sind Sie?"

„Keine Ahnung!"

Wer merkt sich schon die Ferienadresse, aber irgendwo hat der Vermieter was aufgeschrieben. Keine zehn Minuten später – ein Lob auf das deutsche Gesundheits- und Rettungssystem ist hier angebracht! – rotieren die roten Lichter auf der Wiese im Vorgarten, ich öffne den Männern die Terrassentür, die setzen mich in den Sessel, schnell die Morphiumspritze gegen die Schmerzen – und sie hilft!

Plötzlich bin ich wieder Herr der Lage! Geradezu leutselig, ja gesprächig, frage die Herren in den Rettungsanzügen, ob sie was trinken wollen, die Kopfschmerzen sind auch weg, ich muss mir das Medikament unbedingt notieren, „Morphium" heißt es – triumphaler Sieg unsere Pharmaindustrie über Gebrechen aller Art!

Danach ab mit Blaulicht ins Klinikum nach Flensburg, eine Stunde später ist der Herzkatheter eingeführt und der Stent gesetzt, große Entwarnung, große Erleichterung, weil relativ schnell gehandelt wurde. Ich poste erste Fotos auf facebook, was das Hamburger Abendblatt zum Anlass nimmt, es umgehend seinen Lesern zu melden, um wie gewohnt gegen mich zu hetzen.

Vom Arzt höre ich, dass es, da schnell gehandelt wurde, lediglich ein Schaden an der Herz-Rückwand sei. Also – weniger schlimm; Glück im Unglück – wenngleich ich damit vom Urlaub nun auch erst mal beurlaubt war.

Dabei hatte ich gerade mal drei Wochen zuvor von einem Kardiologen (den ich wegen meiner Bio-Herzklappe, die mir vor 20 Jahren in Rio eingepflanzt wurde, regelmäßig aufsuche, und der diesbezüglich sämtliche Tests mit und an mir vorgenommen hatte) grünes Licht bekommen – alles okay! In bester Ordnung! Keinerlei Herzrhythmusauffälligkeiten! Pumperlg'sund – Pumpe pumpt, wie sie pumpen sollte...

...und doch lag ich nun – zusammen mit zwei nicht gerade untergewichtigen Krankenzimmernachbarn, beide Doppelwhopper vor dem Herrn: einer mit Schlafapnoe, der andere Trinker – und ich habe Glück gehabt!

Es hätte mich auch (und gefühlt irgendwie wahrscheinlicher) ein paar Monate früher erwischen können – bei der Ersteigung des Westgipfels im syrischen Maalula; brütende Hitze, endloser Tag, senkrechte Felsen – und bei alledem und weit und breit: kein deutscher Rettungsdienst! Das Todesurteil!

Der Schrecken sitzt mir in den Gliedern, er durchzuckt mich bis in die Zehen und die Spitzen der Haare. Und ich beschließe: Schluss mit der Qualmerei!

Das heißt, nichts überstürzen, erst mal weniger paffen, man darf unten vor der Tür der Notaufnahme durchziehen.

Jede einzelne Zigarette ist eine Abschiedszigarette.

Jede schmeckt geil.

Aufgehört – so mein Plan – wird in der Reha, die für zehn Tage später in Bad Oeynhausen angesetzt ist.

Aber warum überhaupt aufhören?

Die Fluppe nach dem Frühstückskaffee: unbeschreiblich!

Die Kippe nach der Kinovorführung (also nach zweistündigem Entzug): Wahnsinn!

Die Bahnsteig-Zigarette in Hannover, wo sich der Zwischen-Aufenthalt immer ein bisschen länger gestaltet: so belebend!

Die Konferenzpausen-Zigarette im Hof mit Gleichgesinnten: wie dies konspirative Qualmen hier einmal mehr zusammenschmiedet!

Die Zigarette vor dem ersten Satz; die nach dem ersten befriedigenden Absatz; und klar – die kurzen Nachdenk-Zigaretten zwischendurch; mitunter liegen da im Aschenbecher gleich zwei nebeneinander und glimmen vor sich hin und unterhalten sich darüber wie es nun wohl weiter gehen soll im Artikel, im Leben, in der Welt!

Und – last not least – die berühmte Zigarette danach, die so manch einen zum Kettenraucher gemacht hat...

Also seien wir ehrlich: Es gibt einfach verdammt viele gute bis sehr gute Gründe zu rauchen! Dieser shot ins Hirn! Diese Sekundenwachheit! Und natürlich ist das Geheimnis simpel: Sucht!

Die Sucht feiert sich, wenn sie befriedigt wird. Sie tanzt. Manchmal ist sie geradezu außer sich! Jeder Zug – boah, wie hammermäßig ist das jetzt schon wieder! Ständig Geburtstag! Happy Hour! Pures Glück! Morphium!

Apropos Morphium. Am nächsten Tag in der Klinik fragte mich diese unheimlich nette junge Schwester, ob ich denn noch Kopfschmerzen hätte. Ich so: „Ja, hat so'n bisschen zugenommen, also gestern, dieses, wie heißt das noch, dieses Morphium hat sehr gut geholfen."

Aber offenbar waren die Morphium-Vorräte zur Neige gegangen; sie meinte, diese Aspirin-Tablette würde auch helfen, die ich dann mit allergrößter Skepsis entgegengenommen habe, ich wiegte meinen Kopf, ob das nun klappt?

Ich sach ma' so: Sucht ist schön, auf Dauer allerdings bringt sie einen um – und manchmal schneller als Rainer Calmund sein Rumpsteak verdrücken kann.

In der mir mitgegebenen Krankenhaus-Broschüre lese ich: Bereits nach einem Jahr Nikotin-Abstinenz hat sich das Risiko einer koronaren Erkrankung (so nennen wir staatlich Ungeprüften Nichtraucherexperten den Infarkt) halbiert. Und nach nur fünf Jahren Abstinenz sinkt das Schlaganfall-Risiko auf das eines Nichtrauchers...

...und während ich dies hier aufschreibe, fällt mir ein: einen Schlaganfall hatte ich ja bereits – vor etwa zehn Jahren! (Gott, was habe ich für einen Raubbau an meiner Gesundheit getrieben; was habe ich all die Jahre mit mir gehaust – wie ein wilder Eber!)

Weiter im Text: Nach fünfzehn Jahren Abstinenz ist das Risiko einer koronaren Herzkrankheit in Etwa gleich gering wie bei einem lebenslangen Nichtraucher. Tja, da wäre ich dann achtzig!

Mein Freund Hans-Magnus Enzensberger, den ich nicht nur wegen seiner Gedichte schätze, hatte einmal, als ich ihn besuchte, eine Rauchpause eingelegt – mit den Worten: „Ich will einfach mal klarstellen, wer hier Herr im Hause ist!"

Nicht umsonst sieht er mit seinen kurzen, schneeweißen Haaren und diesen stets hellwachen Augen aus wie ein römischer Patrizier, wie Seneca, der Stoiker – ein hochbetagtes Wunder an Disziplin und Selbstbeherrschung! Denn als er das damals (vor nunmehr zehn Jahren) sagte, war er um die achtzig – und noch immer bringt er Jahr für Jahr ein Buch heraus.

Allerdings muss man, so wie er, schon von außerordentlich stoischer Natur sein, um den ‚Kampf mit der Sucht' (denn es ist ein Kampf als Raucher – ein täglicher Kampf!) wohldosiert und wohltemperiert zu führen. Er scheint es zu schaffen, mit acht bis zehn leichten Zigaretten – pro Tag. (Nicht ‚pro Stunde', wie weiland bei mir – an guten Tagen...)

Ich nicht. Ich bin, was Süchte angeht, kein Stoiker, sondern ein wilder Eber. Aber trotzdem: da will ich hin! Neunzig Jahre mindestens – wenn nicht hundertundelf! Eben, weil ich festgestellt habe, dass dieses Leben doch auch ohne Zigarette einen großen Unterhaltungswert besitzt. Und einer davon wäre die stolze Gewissheit, dass man Herr im eigenen Hause ist.

Zurück zur Klinik: Die dortige Anti-Rauch-Aufklärung brachte mir nicht viel Neues – wenngleich die Dame, die sie leitete, recht hatte mit ihrem Mantra: Entweder ganz oder gar nicht! Mitnichten aber hat jeder von uns die Selbstdisziplin eines Seneca (der sich im Übrigen – sehr selbstbestimmt auf Neros Geheiß hin – die Pulsadern öffnete; wäre es da nicht ungleich gesünder gewesen zu rauchen?).

Nein, die Reha war prima; die Gier nach Zigaretten wurde erstaunlich leicht von meinem Stolz über sie in Schach gehalten. Und stets aufs Neue lustig waren die fast stündlichen Begegnungen mit den vor der Klinik in der Kälte dort immer noch notorischen paffenden Teilnehmern unseres Anti-Raucher-Kurses – wie sie ihre Sucht zu kontrollieren suchten; die guckten da dann immer so… inflagranti.

Im Übrigen, so sage ich mir, liegt man heutzutage als Nicht-Raucher voll im Trend! Man ist woke! Man gehört mit dazu! – Geradezu tröstlich für einen öffentlich-rechtlich Zwangsausgegrenzten wie meinereiner, der gern immer mal wieder unter „Verschissmus“-Verdacht steht!

Ja, Raucher sind Ausgegrenzte in unserer Gesellschaft! Auf Flughäfen sieht man sie in diesen Glaskästen so erbärmlich ausgestellt wie die letzten Exemplare ihrer aussterbenden Spezies. Offenbar hat ihnen da jemand Futter reingestellt – so trotzig und hilflos starren sie dort, hinter den Trennglasscheiben, hinaus in diese, ihnen mittlerweile so unbarmherzig gesinnte Nichtraucherwelt. (Manchmal denke ich ernsthaft, man sollte sie von dort befreien!)

Da fällt mir Helmut Schmidt ein. Man hätte seine Lunge mal präparieren sollen, zugunsten der Wissenschaft! Teerpappe in ihrer robustesten Form! Geeignet auch für größere Schäden an Dach und Balkon! Schmidt war auch im hohen Alter noch hellwach, unser dauerquarzender Altkanzler, und in seinen Meinungen ungebeugt und von anmutigster Rücksichtslosigkeit auf die politisch-korrekte Etikette.

Im engen Wortsinn war Helmut Schmidt ein Junkie – der Prototyp eines Junkies! Seine Rauchfreiheit ging ihm über alles; wo immer ihm die nicht zugesichert werden konnte, sagte er seine Auftritte ab. Und auf wen oder was sollte dieser Weltkanzler auch Rücksicht nehmen – außer auf seine Sucht?

Ich werde in diesem Buch nicht nur über das Schmachten und die Gier nach Zigaretten und Nikotin schreiben, sondern auch über andere potente Süchte. Und ich werde sie nicht verteufeln, diese Süchte, denn es gäbe sie nicht, wohnte ihnen nicht diese ewige Glücksverheißung inne. Es gibt (um ein altmodischeres Wort zu verwenden) Laster, derer sich selbst der Hl. Augustinus eine beträchtliche Zeit lang nicht erwehren wollte, da sie zum Erfahrungsschatz eines Lebens gehören.

Ob Sie sich nach der Lektüre dieses Buches hinreichend ermutigt und motiviert fühlen, den überraschend einfachen Schritt in die Nichtraucherfreiheit zu wagen, das vermag ich nicht zu sagen. (Prognosen sind, wie Mark Twain schon wusste, immer etwas problematisch – besonders, wenn sie die Zukunft betreffen.)

Aber ich bin guter Hoffnung, Sie werden ihn sich ernsthaft überlegen, diesen Schritt – und auf dem Weg dorthin mit meinem Buch hier besser unterhalten sein als ohne!

Gelegentlich werden Ihnen wahrscheinlich Räucherstäbchen-Wolken oder Haschisch-Schwaden aus den unschuldigeren Zeitgefilden der 60er Jahre, der Hippiejahre, entgegenwehen. Die haben mit meiner Herkunft zu tun, mit meiner „éducation sentimentale“, meiner „Geschichte eines Jungen Mannes“, wie Flauberts Roman im Untertitel hieß, also mit meiner pubertären Gefühlsbildung.

Dann machen Sie es wie ich: Lächeln Sie gütigst über diesen Verrückten, der in seinen jungen, wilden Jahren kaum etwas anderes im Kopf hatte als diese sehr amerikanische Counterculture, die ohne Drogen überhaupt nicht vorstellbar war und ist – was übrigens ebenso gilt für das babylonische Berlin der 20er Jahre, in denen der heilige Hugo Ball mit der morphiumsüchtigen Kabarett-Sängerin und tieffrommen Gelegenheitsprostituierten Emmy Hennings zusammenlebte, die vom ebenfalls morphiumsüchtigen Johannes R. Becher umworben wurde.

Also – ein bisschen Gelächter und Gegröhle ist angebracht über diesen kiffenden Loser und Hippietrottel und Säufer und Gelegenheitsjunkie, der eine Zeit lang im Marxismus wie auch in vernünftig gebauten Joints die Mittel zur Behebung des menschlichen Elends gefunden zu haben glaubte, bevor er erwachsen wurde – und erst jetzt, hochbetagt, es endlich schaffte, das Rauchen aufzugeben.

Dass ausgerechnet aus diesem ehedem idiotisch-linken Hippie-Sumpf nunmehr also ein angejahrter Reaktionär hervorgekrochen kömmt, ist das ist nicht eine hinreißende Pointe der Evolution (nicht zuletzt auch für mich selber)? Für manch einen womöglich sogar eine Enttäuschung – dann aber auf beiden Seiten des politischen Spektrums; dies sei mir das Tröstliche daran!

Aber Scheiß auf die derzeit politisch angesagten Anstandsregeln, auf das ganze Kulturgewese, auf diesen staatlich betreuten Meinungsschnickschnack! Ich schreibe nicht für Merkel-Wähler und andere Herdenmenschen; Unabhängigkeit hatte schon immer ihren Preis.

Wahre Unabhängigkeit duldet ohnehin nur eine einzige Bindung, und die ist stärker als jedwede Sucht (und das Buch dazu habe ich bereits geschrieben; es heißt „Das katholische Abenteuer“).

SUCHT & ORDNUNG

Mein ganzes Leben lang war ich süchtig – auf die ein oder andere Art neugierig bis gierig! Gierig nach irgendetwas! Gierig nach mehr! (Denn spätestens seit Mae West wissen wir: Zuviel des Guten kann wundervoll sein! Und überhaupt: Nicht weniger ist mehr; mehr ist mehr!)

„Please Sir, I want some more“ sagt Oliver Twist, als er sich beim Essen im Waisenhaus dort ein zweites Mal anstellt, für einen Nachschlag – eine graue Pampe, die kaum sättigt – und löst damit einen Skandal aus. Köchinnen und Schwestern trauen ihren Ohren nicht! Den beleibten Honoratioren fällt der Zwicker von der Nase! Der Prinzipal schwingt den Rohrstock!

Diese Bitte nach „Mehr“ ist ein Aufstand gegen die Ordnung. Doch „Mehr“ ist noch mehr – so weiß der Koch, dass ebendiese Forderung ein paar Jahrzehnte zuvor die Französische Revolution auslöste – ja, dieses „Mehr“ hat die Welt verändert! Also verschlägt's dem Koch die Sprache, Oliver bekommt eins mit dem Löffel auf den Kopf, der Kirchendiener Bumble erstattet den Vorständen schwer atmend Bericht, und das Folgende ist der satirische Sound jenes Dickens, der sich selber „unnachahmlich“ genannt hatte.

„Mehr?“, rief Mr. Limbkins. „Kommen Sie zu sich, Bumble. Antworten Sie mir klar und deutlich. Verstehe ich recht? Er hat mehr gefordert als die ihm von der Vorstandschaft festgesetzte Ration?“

„Jawohl, Sir.“

„Der Bursche kommt noch an den Galgen“, ächzte der Gentleman mit der weißen Weste. „Denken Sie an mich, der Bursche kommt noch an den Galgen.“

Dickens' Figuren wollen mehr vom Leben, als die Gesellschaft ihnen zuteil werden lässt – das ist der Motor, der sie antreibt, der Optimismus, der sie beflügelt. Die Dickens-Waisen – vom frühen Oliver Twist bis zum späten Pip in „Große Erwartungen" –, sie sind revolutionärer als jede Gewerkschaft.

Lebenshungrige Anarchisten sind sie! Unschuldig wie Kinder! In eine Welt geworfen, die ihnen auf den ersten Blick alle Chancen verwehrt. Deshalb sind sie universell. Denn sie sagen: Ich will mehr!

Ich schrieb für den Spiegel über Dickens, zu seinem 200. Geburtstag, und ich suchte Dickens-Figuren im London von 2012, kurz nachdem dort Jugendliche in einer Revolte (der Anlass war der Schuss eines Polizisten auf einen Schwarzen) im East End Läden geplündert hatten.

Ich sprach mit der schwarzen Bianca, die ihre eigene Dickens-Geschichte lebte, ihr prügelnder Vater hatte sich aus dem Staub gemacht („Gottseidank!"), die Mutter schuftete als Putzfrau, sie versuchte, aus ihrem Leben etwas zu machen – wenngleich auch ‚irgendwas mit Medien'. Ebenso sprach ich mit Complex, dem ehemaligen Koksdealer und Grime-Music-Produzenten und mit seinen jungen Rappern – und einer von den Kiffern auf der Matratze in diesem Council-House auf der Anhöhe über Lewisham hatte einen jüngeren Bruder, der hätte Oliver Twist sein können.

Soviel erst mal zur gegenwärtigen Drogenkultur und wie selbstverständlich sie heutzutage ins Leben eingebaut ist; machen wir uns bitte nichts vor, nicht nur die Kids; die ganze Gesellschaft säuft oder kokst oder schmeißt Pillen ein – darüber lasst uns hier mal unmißverständlich reden! (Allerdings ohne zu rauchen – Raucher mögen dies draußen tun!)

Zum Beispiel ich jetzt mal! Von Ärzten und diversen Psychologen höre ich, dass meine Veranlagung zur Sucht (wie auch zur Depression) damit zu tun haben könnte, dass ich ein 7-Monats-Kind bin, also ein sogenanntes „Frühchen". (Nicht zu verwechseln mit ‚Früchtchen'; das rief man mir erst nach, als ich laufen konnte...)

Ich bin einfach der Suchttyp und habe mich damit abgefunden. Doch hier kommt der Clou: Am Ende des Buches werden Sie, lieber Leser, sich sagen: Wenn so ein Typ es schafft, mit dem Rauchen aufzuhören – mit dieser stärksten aller Drogen (und ich habe durchaus ein paar spannende Drogengeschichte auf Lager), dann wird es für mich ein ‚piece of cake' sein!

Zunächst einmal: Sucht dramatisiert das Leben! Sucht hebt uns in schwindelerregende Höhen – sie lässt uns aber auch abstürzen in schwindelerregende Abgründe. Bisweilen führt sie auch zu aufregenden bis bizarren Doppelexistenzen. Als ich in meinen Anfangsjahren als Journalist soff und von meiner Fahne mit Pfefferminzbonbons abzulenken suchte – wer soff da nicht? –, sprachen mich in den Redaktionen höchstens die darauf an, die es schon hinter sich hatten.

Als ich in der Herz-Reha erfuhr, die Nikotinabhängigkeit sei noch schwerer zu bekämpfen als die Heroinabhängigkeit, konnte ich da durchaus mitreden, doch davon später.

Zunächst die Nikotinsucht, denn die ist die purste aller Süchte – das Zen der Sucht! Warum? Sie produziert nichts anderes als – Sucht. Sie schenkt keine angenehmen Gefühle wie Heroin, keine Über-Wachheit oder gar gesteigerten sexuellen Appetit wie Koks oder irgendeinen kreativen Quatsch wie Marihuana, sondern einzig und allein das Wonnegefühl, das sich einstellt, wenn der Abhängige seinen Entzug kurzfristig befriedigt.

Nun gut, Nikotin hat sich offenbar auch als erfolgreich im Kampf gegen Blattläuse bewährt, aber die halten sich selten bei mir auf dem Schreibtisch auf – geschweige denn im Berliner Szene-Restaurant Borchardt nach 24h, wenn dort gepafft werden darf.

Also wenig bis gar nichts auf der Haben-Seite.

Betrachten wir nun mal die Soll-Seite:

Das Lungenkrebs-Risiko für Raucher erhöht sich um das 15-fache im Vergleich zu Nichtrauchern. Weltweit sterben jährlich bis zu acht Millionen Menschen an den Folgen des Rauchens – in diesem Todeszigarettendunstkreis befinden sich sogar ein Millionenheer unbescholtener Passivraucher. Beispielsweise meine Mutter, sie erkrankte im Alter an Lungenkrebs und sie war die einzige in unserer vielköpfigen Familie, die nicht rauchte.

Warum also tun wir Raucher uns (und anderen) das an? Denn abgesehen von einem frühen Tod, sind es zu Lebzeiten ja oft Kreislaufprobleme, Herzrhythmusstörungen, Kurzatmigkeit, schlechter Körpergeruch, nikotingelbe Finger, ganzjährig entzündetes Zahnfleisch, Ausschlag, gelegentlich auftretende Raucherbeine und noch so dies und noch so das.

Das alles – plus sieben Euro pro Schachtel – nehmen wir billigend in Kauf, einzig um eine Sucht in uns zu erzeugen, die wir mit dem Suchtmittel befriedigen können, nämlich der Zigarette; darin liegt ihr einziger Zweck.

Ist das nicht die purste Droge, die es gibt.

Eine, deren Sinn nur in ihrer Befriedigung besteht?

Blicke ich durch die Zigarettenrauchschwaden von 50 Jahrenn zurück, kann ich folgende Rechnung aufmachen: Als ich damit begann, kostete im Automat eine Packung mit 20 Zigaretten 2 Mark, heute mehr als das fünffache, Tendenz steigend. Kalkuliert man die frühen Billigjahre und die spätere Teuerung mit ein, kommt da locker ein Porsche bei raus.

Teilen wir nun diesen Porsche durch vier Personen (denn es ist ein Panamera) und addieren ihr Alter, berücksichtigen dabei das jeweilige Geschlecht, multiplizieren wir dieses dann mit den gestiegenen Benzinpreisen, könnte ich in diesem Moment hier und jetzt für alle Ewigkeit vergessen, warum ich eigentlich geraucht haben musste...

In der Tat wird das Rauchen zur Gewohnheit, zum Automatismus, zum Inhalations-Perpetuum-Mobile; Rauchen verpflichtet – wenn du Raucher bist!

Wenn du es nicht bist, kann es passieren, dass du dich in merkwürdigen Kopfrechnereien wie im vorlertzten Absatz verlierst. Oder dass du an einem dieser hellen Herbsttage ein Apfelbäumchen erblickst, wie angewurzelt stehen bleibst und auf dies sonnendurchflutete Wunder aus grünem Blätterdickicht schaust, in dem die rotbackigen Äpfel prächtig schwer hängen wie Gaben am Weihnachtsbaum – und du hältst inne und staunst über diese verschwenderische Schönheit von Mutter Natur. In diesen Momenten fehlt dir NICHTS zu deinem Glück, du hast ganz unerwartet all diese Pracht geschenkt bekommen, diese Fülle, dieses ‚MEHR' – und das OHNE Glimmstengelkick!

Zugegeben, es hält nicht lange vor, aber immerhin: Du meditierst regelrecht (ohne dass die Hand in die Hosentasche fahren muss, dort nach der Schachtel zu kramen – und das Feuerzeug ist mal wieder... – verdammt! – in der anderen Hose, und jetzt kannst du diese Schönheit bestimmt nicht genießen, wenn nicht sofort eine durchgezogen wird).

Tja, was haben wir uns da all die Jahre angetan! Wie haben wir unsere Weltwahrnehmung verengt, unsere Prioritätenliste umgeschrieben, nur um an die erste Stelle ein derart banales Beschaffungsproblem zu setzen! Man kann es auch Komplexitätsreduktion nennen; ist der Nachschub geregelt, lässt sich auch alles andere regeln.

Die Welt ist plötzlich sehr klein und übersichtlich geworden – auch das hat sein Gutes! Du behältst die Kontrolle in dieser Welt, solange du die Kontrolle über den Nachschub behältst.

Sucht stört unsere innere Ordnung, wie sie Aristoteles in seinen nikomachischen Tugenden niedergelegt hat, die auf Ausgleich angelegt sind und auf Temperamente, welche nicht zu heiß laufen sollten, aber auch nicht in Gleichgültigkeit zurückfallen; der goldene Mittelweg hier ist das Ideal.

Nun gibt es aber auch Typen, die lieber auf dem Gras neben der Straße laufen oder auf der Böschung – was um Himmelswillen soll aus denen werden?

Aber halt – ich wollte ja von meiner letzten Zigarette erzählen...

DIE LETZTE ZIGARETTE

Die letzte Zigarette rauchte ich im Stau auf der A7. Auf der Fahrt in die Gollwitzer-Klinik nach Bad Oeynhausen, bzw. im großen Warten dorthin. Eine letzte Verlangsamung, als ob das Schicksal mir noch einmal ins Gewissen reden wollte: bist du dir da sicher? Hast du dir das auch wirklich gut überlegt?

Ja und nochmal ja!

Ich werde im Taxi abgeholt, die Krankenkasse übernimmt die Kosten dieser bedeutsamen Fracht, mein Taxifahrer ist ein gutgelaunter Türke, ebenfalls ein Raucher. Ich habe absichtlich nur noch den Rest einer Schachtel dabei, vier Zigaretten, die schnell weggequalmt sind während dieser angeregten Unterhaltung über das Nichtrauchen – und wie verdammt schwer das werden wird. Hasan ist von meinem Vorsatz beeindruckt, er hat es selbst ein paar Mal versucht – doch genauso oft kapituliert, wenn auch in Ehren. Bereitwillig liefert er Nachschub. Schicksalsgemeinschaft. Irgendwie hängen wir alle mit drin.

Draußen die frostige Herbstsonne und eine stehende Blechkolonne links und rechts, wie ein steckengebliebener Heerzug, dessen freigelassener Autobahn-Mittelteil die heranbrausenden Jeeps der Generalität, Rommel oder Lazarett-Autos, verheißt – mir ist nach dem Gefangenenchor aus „Nabucco" (ich weiß, es sind die angeketteten Hebräer, die hier mehrstimmig singen; bevor mich hier jetzt wieder irgendwelche politisch überkorrekten Löschtrupps heimsuchen) – so sehr tobt in mir dieser herausgeschmetterte Freiheitswille! Ach, wie bin ich an die Sucht geschmiedet; gleich den Israeliten an die Eisen ihrer babylonischen Gefangenschaft – und mit ähnlichem Trost von Hoffnung und

Gottvertrauen.

Als Internatskind, das ich mal war, schreckt mich keineswegs die Vorstellung, für drei Wochen in einen kasernierten Betrieb einzufahren, zumal dieser, die Gollwitzer-Meier-Klinik, ein moderner heller Zweckbau, an einen Park grenzt, dessen wilhelminische Gesundheits- und Bädertradition, ja die ganze schöne Großbürger-Pracht der Gründerzeit in den anmutigsten Pavillons und antikisiertesten Statuen Gestalt findet. Helles Kiefernholz, aquamaringrüne und sommerhimmelblaue Nierenformen im Foyer; aber auch Herzinfarkte, soweit weit das Auge reicht – und das Auge reicht weit in diesem nicht enden wollenden Speisesaal mit Versailles-Ausmaßen. Na ja, sagen wir dessen Kassenversion.

In der Mitte die rettende Insel mit dem Buffet – aller Sehnsüchte Anlaufstelle, die den Tag vorzüglich in drei Höhepunkte zu gliedern verhalf: Morgens von 7h-8h / Mittags von 12h30 bis 13h30 / Abends von 18h-19h.

Es handelte sich um Vierer-Tische, und so tastete man sich in Krankengeschichten und Lebensläufe und vermied Politisches. Mir gegenüber ein Sozialarbeiter aus dem Ruhrgebiet, ein paar Jahre jünger als ich, schräg gegenüber eine neunzigjährige Sportlehrerin mit der Körperspannung einer Olympionikin, die erst beim Arzt, fast en passant, von ihrem Herzinfarkt erfuhr, sowie neben mir eine Unternehmersgattin und Konzertveranstalterin, voller Tatendrang und Optimismus trotz ihrer auch schon zweiundachzig Jahre – mit dieser Szenerie, dieser Schar ebenso hochbetagter wie vitaler Tischnachbarn, hatte ich leibhaftig das vor Augen, was ich mir für mein eigenes Leben erhoffte und noch immer erhoffe: eine lange und erfüllte Zielgrade.

Lange Flure mit Zimmern auf zwei Stockwerken, von denen alle mit TV-Geräten ausgestattet waren – ein nachgerade altmodisch anmutender Luxus; ich kenne keinen, der noch fernsieht, denn Youtube oder Netflix spielen dir alles auf's iPad, wonach dir gerade so ist – und dazu gehören eben keine Talkshows, Tatorte, Polizeirufe, Fernsehgärten oder gar TV-Festival-Filme mit Veronika Ferres.

Geraucht wird in diesen Filmen ohnehin nur vom Abschaum der Gesellschaft, dem Gossendreck, dem Säuferpack, oder auch einfach Siggi Gabriels „Pack", dem sich die Drehbuchautoren aber immer wieder auf's Neue mit öffentlich-rechtlicher Hingabe widmen.

Über all diese Trash-TV-Formate, Pilcher-Verfilmungen und Vorabend-Endlosserien, die ich mir seit Jahren ersparte, waren die Tischältesten bestens informiert und berichteten davon – nicht ohne Groll. So erfuhr ich tagtäglich höchst detailliert, welchen Ärger ich mir da wieder mal erspart hatte – auch ältere Jahrgänge ziehn sich beileibe nicht alles widerspruchslos rein, was ihnen als zwangsgebührenfinanzierte Programm-Pampe so aufgetischt wird.

Die Flure wurden in der Mitte zweigeteilt (durch eine medizinische Station mit Schwestern, die Blutentnahmen durchführten und morgens den Blutdruck maßen. Die Gewichtzunahmen notierte der Patient in Eigenverantwortung – in diesem Falle ich – , und ich verfolgte in diesen Wochen tatsächlich bedrückt, wie da bei mir die nach oben offene Skala erklettert wurde.

Ich ließ mich gründlich durchchecken, auf Herz und Niere und Prostata, und was nicht im Haus erledigt werden konnte (Prostata), wurde von Arztpraxen der Umgebung besorgt. Zum Beispiel dieser Urologin, der ersten in meinem Leben. In ihrem Wartezimmer stand ein altes Saba-Radiogerät, das mich an meine Jugend erinnerte – vor allem an die (mir noch immer verheißungsvoll klingenden) Sendernamen Stavanger und Hilversum 1!

Unser Saba-Radiogerät war eine damals sogenannte ‚Musiktruhe'. Sie stand im Musikzimmer und dort hörte ich Donnerstags abends um 19 Uhr die Frankfurter Schlagerbörse mit Frank Verres und nahm die Songs über Mikrophon auf, Union Gap mit „Young Girl", Tommy Roes „Sheila" (das Lieblingslied unseres süßen 16-jährigen au pairs), Barry Ryan „Dear Eloise", und ich nahm sie auf meinem Philips-Bandgerät auf und niemand, aber auch niemand durfte in dieser mir so hochheiligen Stunde ins Musikzimmer.

Die Urologin war blond, nicht unattraktiv und in etwa so gefühlvoll wie ein Football-Coach. Und die Wände des Wartezimmers zierten Bilder und Schilder mit überschaubar originellen Sprüchen wie „Tritt ein, bring Urin mit rein..." oder auch „Gott ist der Herr, der Arzt bin ich / wenn er es will, kurier ich dich."

Und ja – selbstverständlich wächst nun der Appetit im gleichen Maße, in dem die den Hunger betäubenden Kippen schwinden. Was ebenso wegfällt, ist der Schnuller-Effekt – nun schiebt man sich was anderes in den Mund, Schokolade zum Beispiel, weniger oft rohe Karotten oder Selleriestengel, die ja auch empfohlen werden, aber wie soll man die transportieren? Und wieviele davon passen in eine Zigarettenschachtel?

Ich will nicht drumherum reden: Trotz aller ernährungsbewußtseinerweiternder Lebensmittelkunde (in der andächtig Joghurtbecher und Tütensuppen von Hand zu Hand reichten und lernten, die Kalorienwerte zu erkennen) hatte ich doch ziemlich schnell die 100-Kilo-Marke gerissen und war nur noch zehn Kilo von meinem all-time-Rekord von 110 kg entfernt – und das bei einer Körpergröße von gerade mal 185 cm. Das wären, in Hundejahren gerechnet, äääh – aber lassen wir das...

Und doch ist es erstaunlich, wie leicht das Rauchen, eine Angewohnheit, die man ein Leben lang einstudiert hat, fallen gelassen werden kann. Fast enttäuschend einfach. Du hast dieses Baby gehätschelt und großgezogen, eine ordentliche Sucht, die alleine loslaufen kann – und dann geht sie so ohne weiteres in die Knie. Und warum? Weil du es WILLST.

Die letzte Zigarette war kein bisschen dramatisch.

Sie wurde runtergepafft wie Hunderttausende vor ihr und weggeschnipst. Dann war Schluss. Ohne jedes Bedauern.

Du musst aufhören wollen – wirklich wollen! Das ist alles.

Ich meine, dein Wille zu rauchen war so unbändig stark, dass du die Wildheit hattest, in schlechteren Zeiten auf U-Bahn-Gleise zu springen, um dort Kippen aufzusammeln. Nun aber wendest du einfach diese fernöstliche Kampftechnik an, mit der du die Energie deines Gegners (die Sucht) gegen ihn selber wendest (die Sucht). Dazu gehört nichts als ein kurzer Moment. Bouuumm!

Das ist alles!

Wir haben also die Gleichung: Wille mal Sucht geteilt durch

deine Alter-Hunde-Jahre ist gleich Nüchternheit – eine geradezu rauschhafte Nüchternheit. Du inhalierst anders. Du inhalierst neu! Du inhalierst... frische Luft!

Sicher, in den Wochen nach meiner Entlassung aus der Klinik gab es gelegentliche Momente, in denen ich hätte töten können für eine Zigarette – entweder jetzt oder ich krepiere!

Doch so ein Anfall geht vorüber, und dann ist es ein Segen, dass du eben keine Kippen in der Wohnung hattest! Das ist sooo wichtig, zumindest in den ersten Wochen sei deine Haus-Parole: Alle Zigarettenschachteln (!), alle Feuerzeuge (!), alle Aschenbecher(!) – weg damit!!!

Wenn der Anfall also kommt, lässt du ihn vorüberziehen – wie eine Gewitterwolke. Und erstaunt stellst du fest: Nichtrauchen bringt dich nicht um – im Gegenteil! Du lebst weiter – und das sooo viel leichter!

Denn es gibt da immer öfter dieses Glück, nicht mehr rauchen zu müssen! Was für eine Erleichterung! Wie der Moment der Entlassung aus dem Knast (darin kenne ich mich aus, doch davon später): Du packst deine Tasche fester, hältst eine Hand über die Augen, damit die Sonne dich nicht blendet, hörst die knirschend hinter dir die Tür ins Schloss fallen und spürst den Schotter unter deinen Schritten – in die Freiheit!

Und dort hinten, an den offenen roten Mustang gelehnt, steht dein Baby, enges schwarzes Etuikleid, schwarze Satin-Handschuhe bis zu den Ellbogen, kirschrote Lippen, kastanienbraune Locken, ja sie sieht noch genauso umwerfend aus wie vor, sagen wir: drei Jahren, als du eingefahren bist, und selbstverständlich hat sie treu über die Beute gewacht, die euch beiden jetzt das sorglose Leben in der Karibik beschert.

Du musst nicht mehr rauchen!

Aufatmen!

Obwohl: gerade jetzt wäre eine Kippe nicht schlecht, ganz einfach für den Illustrator, der diesen Comic gerade bebildert.

Gangster und andere schwere Jungs rauchen – das ist Ganoven-Standard! Outlaws und Underdogs qualmen auch – aber sowas von! Ja, und Desperados und Rebellen erst – ohne Glimmstengel im Mundwinkel sind all diese umstürzlerischen Herren gar nicht vorstellbar! Mit diesen und anderen unwiderstehlichen Kippen-Klischees beschäftigen wir uns im folgenden Kapitel und zwar: Mit den zehn überzeugendsten Rückfall-Gründen!

DIE ZEHN VERSUCHUNGEN

Du weißt mittlerweile, dass die Nikotin-Sucht, die Sehn-Sucht nach einer Zigarette, eine reine Kopfangelegenheit ist. Körperliche Entzugserscheinungen gibt es da praktisch keine; möglicherweise eine vorübergehende Mattheit oder auch das Gegenteil – vermehrte Nervosität. Dafür gibt es sofortige körperliche Gratifikationen: Du schläfst besser! Wachst ohne Kopfschmerzen auf! Und in deinem Mund liegt morgens nicht mehr dieser schmutzige Lappen!

Dein Kopf ist frei, und du bist von Kaffee wieder auf grünen Tee umgestiegen, weil Kaffee nur zur Zigarette schmeckt. Und du nimmst hellwach Anteil.

Auf Facebook erfahre ich, dass die Freundin und Schriftstellerin Beile Rathut in die Orthodoxie eingetreten ist, dass Leander Hausmann beim Schneiden irgendeines Films mit Panik kämpft. Und höhnisch wird kommentiert, dass Frank-Walter Steinmeier, wie Joschka Fischer Angehöriger der zynischen 68er-Generation, die die pathetische „Nie wieder!“-Phrase zur Waffe in der innenpolitischen Auseinandersetzung gemacht hatten, die deutsche Sprache in Yad Vashem eine Tätersprache genannt hat.

Er holt sich aber nicht nur dafür und für sein sonstiges Antifa-Geleier von Michael Wolffsohn eine blutige Nase in der WELT, weil er den muslimischen Antisemitismus wieder einmal sorgsam ausgespart hatte: „Als ob etwa die muslimische Welt beim Judenmorden und im Zweiten Weltkrieg nicht mit den Hitler-Banden zusammengearbeitet hätte.“

Aber aus anderen Gründen muss ich jetzt eine (und meine jüngeren Leser höchstwahrscheinlich zwei bis drei) Generation(en) zurück – und zwar zu meinem Onkel Norbert.

Er war Biochemiker und Pharmakologe und lehrte an der Münchner Universität. Ein ziemlich wagemutiger Typ. Im Krieg Pilot, zweimal abgeschossen und beim Tennis gegen mich oft am Netz. Dazu allen Drogen-Experimenten gegenüber aufgeschlossen: schon 1952 schrieb er über Wahnsysteme im Meskalin-Rausch.

Dass ihn der junge Schriftsteller Rainald Götz nicht leiden konnte und ihn offenbar äußerst schlecht hat aussehen lassen in seinem autobiografischen Debütroman „Irre“ (den ich nie gelesen habe, weil ich umgekehrt ihn nicht leiden kann), verstehe ich nicht ganz – von der Risikobereitschaft her hätten die beiden sich viel zu sagen gehabt, doch offenbar war Rainald zu jung, um das zu erkennen.

Mein Onkel war überzeugt davon, dass sich die Qualen der Depression wie auch der Psychose nicht durch Therapien, sondern durch Pillen lindern lassen, wenngleich sie damit auch nicht ganz behoben werden können. Ohne ihn und seine Forschungen gäbe es heute keine Antidepressiva.

Onkel Norbert ein echter Pillenfreak. Das hat zu ständigen Auseinandersetzungen mit seinem älteren Bruder Paul Matussek geführt, einem prominenten Psychiater und Psychoanalytiker, der die VIPs der 60er und 70er Jahre auf der Couch hatte, habilitiert sowohl in Philosophie wie in Medizin – er war der Meinung, dass die Psychoanalyse das geeignete Mittel gegen Depressionen und Psychosen sei.

Ich hielt unbedingt zu Norbert, nicht zuletzt wegen seiner LSD-Experimente (denen sich auch Paul nicht verschloss). Auf alle Fälle wurde ich hellhörig, als Norbert, selber schon an die achtzig Jahre und starker Raucher, das Rauchen vehement verteidigte mit Verweis auf wissenschaftliche Untersuchungen, die dem Nikotingenuss Abwehrkräfte gegen die Demenz zuschreiben.

Das war ein GESUNDHEITLICHES Argument FÜR das Rauchen. Und das von meinem Onkel, dem rauschaufgeschlossenen und suchterfahrenen brother in arms, einer Koryphäe! Da ich in letzter Zeit immer mal wieder Schwierigkeiten habe, mich an Namen zu erinnern, bringt mich dieses Gesundheits-Argument durchaus ins Grübeln. Zeigen sich erste Anzeichen der Demenz? Sollte ich rauchen?

Diese paradoxale Sorge um meine Gesundheit würde bei mir auf Platz 1 möglicher Rückfall-Gründe rangieren – eine brauchbarere Entschuldigung dafür, dass ich mir morgens nach dem 1. Espresso und noch vor dem Frühstück wieder eine Zigarette (Marlboro!) in den Mund schiebe, kann es nicht geben – gleich früh morgens was für die Gesundheit tun...

Da wir neuen Nichtraucher besonders in den ersten Tagen (und Nächten) unserer Enthaltsamkeit ständigen Gefährdungen unserer nikotinfreien Jungfräulichkeit ausgesetzt sind, sollten wir bei Verführungen und Sirenengesängen ähnlich standhaft bleiben wie dies der gewichtigen Hamburger Grünenchefin und Antifa-Doppelzentner-Einheizerin Katharina Fegebank zu wünschen ist – angesichts jeder nächstgelegenen MacDonalds-Filiale.

Besagte Friedensmatrone hatte tatsächlich den zehntausend Antifanten gratuliert, die auf der Hamburger „Merkel-muss-weg"-Demo gegen mich aufmarschiert waren und dort einen älteren Teilnehmer krankenhausreif getreten hatten.

Als ein Mann, dessen Suchterfahrungen mit diesem Buch wohl ein für alle mal solide untermauert sein werden, kann ich nur Jedem anraten: Meidet Leute, Orte, Dinge, die mit eurer Lieblingsdroge – in unserem Fall: dem Rauchen – zu tun haben. Hier ein Countdown der Gefahren...

Nr. 9) Joints

Für einen, der in Kiffer-WGs heranwuchs und Haschisch wie auch biologisch angebautes (also grünes) Marihuana durchaus als stimulierend in alle Richtungen erlebte, ist Zigarettentabak als Dosierungsmittel und zum Rollen der Joints unersetzbar.

Zu einer Zeit, als ich schon einmal den Versuch unternommen hatte, das Qualmen aufzugeben, habe ich mir Selbstgedrehte aus purem Marihuana gerollt und griff danach dann ähnlich gedankenlos wie nach einer Marlboro – und paffte so, noch angeregter als gewohnt, statt Zigaretten Joints. Gleichzeitig hatte ich eine größere Reportage zu schreiben. Ich war gut in Form, die Metaphern flogen mir zu, assoziative Sprünge belebten den Text – ein Meisterwerk! – und so fieberte ich auf eine Reaktion der Redaktion.

Es kam nichts.

Irgendwann griff ich zum Telefonhörer. Der angerufene Sitzredakteur geriet hörbar ins Stammeln, ich ließ mich mit dem Chefredakteur verbinden, der druckste ebenfalls verlegen herum und rückte schließlich mit der Sprache heraus: „Ehrlich gesagt, Herr Matussek, ich habe den Text nicht verstanden.“ Ungehalten schrie ich: „Waaas?!?“ Darauf er:

„Übrigens – auch all die anderen nicht, die ihn gegengelesen haben...“ Natürlich war der Chefredakteur ein Holzkopf. So wie alle anderen.

Am nächsten Tag las ich es erneut, mein journalistisches Husarenstück, und ich hatte mich nicht getäuscht: der Text funkelte vor Esprit! Allerdings war er in einer Art Geheimsprache verfasst – nur für ‚Eingeweihte' zu verstehen. Man konnte ihn als Cut-Up Version einer Reportage lesen; nach jener berühmt-berüchtigten Methode von William S. Burroughs, (wir kommen auf ihn zurück), der die Manuskriptseiten zu seinem Science-Fiction-Western „Naked Lunch“ zerschnitt und wahllos neu zusammensetzte, um so neue Erzählstränge und Bedeutungsebenen zu erzeugen.

Allerdings musste ich mir bei besagtem Geheimtext den Vorwurf gefallen lassen, dass ich ihn einer minderwertigen Zeitung angeboten hatte und nicht einem der Kiffer-Fanzine aus den 70ern wie ‚Agit 883' oder ‚Elefantenklo' oder ‚Gasolin 23', was wohl daran liegt, dass es die allesamt nicht mehr gab.

Und selbst wenn – sie hätten eh nichts zahlen können, selbst wenn ihnen das Thema behagt hätte – was ich nicht glaube, denn ich schrieb durchaus freundlich vom Zauber der Katholischen Kirche. Schade eigentlich, denn in jener mich dereinst so erleuchtenden Nacht war ich sicher, den Heiligen Geist auf meiner Seite zu wissen, dabei war es nur ein, in Ermangelung von Tabak, zu hoch dosierter Joint.

8.) Paprika-Huhn

Ich glaube, ich bin auf diesem Erdenrund nicht der einzige, der mal gequalmt hat, um die Hungergefühle eines leeren Magens zu betäuben. Ebenso wenig bin ich wohl auch der Rauchenden einer, der ernsthaft daran geglaubt hat, dass die Sache auch umgekehrt funktioniert – nämlich: dass man sich, nach einem üppigen Mal, mithilfe einer Kippe in den Zustand des leeren Magens zurückversetzen kann.

Das mag psychologisch hinhauen, so aber doch biologisch nicht: die Wampe wächst – trotz aller Qualmerei. Weshalb der notorische Griff zur Zigarette nach dem Essen Blödsinn ist, besonders wenn es sich bei der Nahrungsaufnahme um Paprika-Huhn mit Reis handelt – mein Lieblingsgericht! –, das meine Frau nach einem über Generationen hinweg überlieferten Rezept zubereitet (schon die rote, leicht flockig-cremige Soße ist ein Geheimnis, deren Zusammensetzung nur mündlich weitergegeben wurde, und in ebendieser Soße schwimmen der Reis und Hühnchenfleischteile und stürzen fast von allein den Schlund hinab und in mächtigen Katarakten hinein in jenen Magen, den selbst größte Zigaretten-Nebelmaschinen nicht trockenzulegen vermögen, geschweige denn nüchtern bekämen, also vergiss es einfach: Paprika-Huhn entzückt und berückt, betört und beschwört auch ohne die‚Zigarette danach'!

7.) Glamour

Da die Zigarette als solche keine psychedelischen oder anderweitig berauschenden Erlebnisse zu bieten hat, sondern schlichtweg blanke, generische Sucht, musste dies schnöde

Kippen-Image hochgejazzed werden. (Marx würde es ihren Fetisch-Charakter nennen; der Glimmstengel muss in unserer Fantasie beklebt werden gleich einer Litfaß-Säule.) „Der Geschmack von Freiheit und Abenteuer“ war insofern der genialste Spruch, den es geben konnte – auch wenn sich's irgendwann herumsprach, dass es den Marlboro-Cowboy Wayne McLaren im Alter von 51 an Lungenkrebs dahingerafft hatte.

Durchaus haben Zigaretten mit einem Glamour-Bedürfnis zu tun und sicher auch mit Nostalgie, denn wenn Laureen Bacall in Hemingways „To have and have not“ plötzlich in Humphrey Bogarts Hafenbüro auftaucht und fragt „hat hier jemand Feuer“ und Bogie ihr das Streichholzpäckchen zuwirft, das sie prompt auffängt, um sich ihre Zigarette anzuzünden, und wenn dann im Lichtschein ihr Gesicht aufleuchtet, dann möchtest natürlich DU ihr Feuer gegeben haben – wie anschließend auch dir selbst, um daraufhin tiiiiief zu inhalieren und dabei nichts anderes mehr tun als genüsslichst abzuwarten, wann sie, die neben Marlene Dietrich und Rita Hayworth hinreißendste Hollywoodfilmraucherin, endlich in deine Arme sinkt.

Vielleicht denkst du angesichts solcher qualmumwölkter Filmes Noires auch künftig bei jedem der Glimmstengel, die Bogie sich da unbeirrt ins traurige Gesicht schiebt, dass ihn seine ebenso geliebte wie liebende Laureen sehr bald schon an den Lungenkrebs verlieren wird. Und womöglich denkst du es auch, wann immer Steve McQueen als Cincinnati-Kid am Pokertisch sitzt, die obligatorische Fluppe im Mundwinkel. Oder in „Getaway“ im Mustang mit Ali McGraw – die ihn aus den gleichen Gründen zu Grabe tragen musste.

Große Zigarettenszenen! Klar fällt einem da auch „Pulp Fiction“ ein, wenn sich John Travolta und Uma Thurman in dieser 50er-Jahre-Nostalgie-Bar gegenübersitzen und inniglich schweigend qualmen...

Ja, der Glamour der Kippe ist so stark, dass ihn Jean-Luc Godard schon in den 60er-Jahren wiederbelebte, als er „Außer Atem“ drehte und seinen Jean-Paul Belmondo da eine nach der anderen qualmen ließ, wobei der sich mit dem Daumennagel über die Lippe strich wie Humphrey Bogart.

Raucherszenen: Unvergessen Sean Connery im ersten 007-Film, wie er da sein Dunhill-Feuerzeug zuschnappen lässt, den Rauch verbläst und mit hochgezogenen Augenbrauen klarstellt: „Bond... James Bond!“

Die jüngeren Bonds gehorchen ja bereits dem Rauchverbot und lassen an toxischer Männlichkeit nur noch ihre Muskeln zu – und selbst die nicht mehr, weil der neue 007-Agent eine 007-Agentin sein wird, natürlich keine weiße; also eine alles in allem politisch korrekte Spielverderberin.

Aber Finger weg auch von Youtube, wo du alte Folgen der Tonight-Show mit Johnny Carson erwischen kannst, wo Johnny noch in den frühen 70ern ganz selbstverständlich pafft, zum Beispiel mit Dean Martin, beide tragen Rollkragen-Pullover und die Haare stehen auf dem Kragen auf, aber gepflegt, und noch während er die Werbepause ankündigt, schnippt sich Johnny eine Lulle aus der Packung und Dean greift nach seinem Whiskey.

Soviel Eleganz einer längst entschwundenen Ära, in der in den Flugzeugen in den schmalen Seitenlehnen noch schmalere Aschenbecher untergebracht waren, welche, in den darauf folgenden Zeiten der Nichtraucherbarbarei, mit Kaugummis bald derart verklebt waren, dass sich da so mancher Fluggast Werner Höfers „Internationalen Frühschoppen' sehnlichst und sofort zurückwünschte – jener sonntägliche Journalistenstammtisch, bei dem derartig gequarzt wurde, dass man dort, im Höferschen Schwarzweißfernsehstudio, aufgrund dramatischer Zigarrettenrauchentwicklung kaum mehr die Hand vor Augen sah und so nur noch die Stimmen dieser sechs Journalisten aus fünf Ländern vernahm – eine Herausforderung für jeden (ebenfalls rauchenden) Kameramann der 60er und 70er Jahre...

6.) Regie-Theater

Eine Auslösersituation ersten Ranges – die Zigarette in der Pause ein einziger Jubel der Befreiung! Du hast nämlich (wie meistens!) wieder mal in der Mitte gesessen, die fünfte Reihe von vorne und somit im Goldenen Schnitt (denn du hattest Presse bzw. Kritikerkarten), und auf der Bühne entrollte sich der von dir bereits erwartete Peinlichkeitskram, und überhaupt kennst du die Schamhaare des Hauptdarstellers schon aus drei anderen Inszenierungen und prompt zieht sich dann auch noch genau die Falsche aus, die, wo du inständig gebetet hast: bitte nicht die, sondern die andere da hinten, und dann überlegst du dir, warum dieser Typ mit dem Maschinengewehr schon zu Beginn von Ödön von Hórvaths „Geschichten aus dem Wienerwald“ anfängt zu onanieren, und du weißt, dass auch diese Chiffren-Schnitzeljagd dem Regisseur schwer bekifft eingefallen sein muss (siehe Punkt 8), und dann stürzt du in der Pause dieser wie immer überlangen Inszenierungen hinaus an die frische Luft und fummelst dir die Zigarette ins Gesicht, du könntest töten für eine Zigarette, verdammt, lausig kalt hier draußen, warum geht das Feuerzeug nicht an, aber dann... der erste Befreiungszug und boooaaah...und dann steigt dir noch einmal die Wut hoch über diese hochsubventionierte Fremdschäm-Bedeutungshuberei, denn eigentlich liebst du ja das Theater, den Hamlet, den Lear, den Tartuffe, diesen großartigen Kanon von Menschenklugheit und Welterforschung, und es kann gerne die ganze Nacht durch dauern bis in die Morgenröte wie damals, als Peter Brook das indische Weltepos Mahabarata im Steinbruch in Avignon inszenierte oder als er dich in knappen zwei Stunden in der Hamburger Kampnagelfabrik mit Bizets „Carmen", mit einer Handvoll von Sängern in einer Manege aus Sägespänen, hinriss, so dass du noch Tage danach geträllert hast, oder Peter Zadek, der für Tschechows „Kirschgarten" nur ein Dutzend Stühle brauchte und Schauspieler wie Sepp Bierbichler, Eva Mattes, Hermann Lause, oder eben Klaus-Maria Brandauer, der Peter Steins „Wallenstein" so vorführte, dass man ihm auch in einem Fünf-Stunden-Spektakel atemlos folgen wollte, oder Steins „Orestie" in der Schaubühne auf Sitzkissen in einer abfallenden Arena...Sie merken, hier schreibt ein Theaterjunkie, ein enorm süchtiger Liebhaber, dem die Liebe aus dem Leib geprügelt wurde durch die Folterinszenierungen des Regietheaters, aber schon wieder werde ich davongetragen, dabei will ich doch nur sagen: bei all diesen außergewöhnlichen Aufführungen habe ich an eine Zigarette am allerwenigsten gedacht.

Vielleicht, so denke ich mir heute, hätte ich mir besser die Zigaretten abgewöhnen sollen als das Theater, denn sicher entgeht mir auch heute noch das eine oder andere grandiose Bühnenerlebnis.

5.) Rollenspiel Intellektueller

Das Kesseltreiben gegen uns Raucher, machen wir uns nichts vor, begann schon früh – schon in den 70er Jahren des vorigen Jahrhunderts. Noch lagen auf den Büchertischen vor der Mensa Sachen von Sartre und Camus, Freud und Trotzki, allesamt passionierte Raucher und hochintelligent, ja, so intelligent, dass man schon aus mimetischen Gründen geradezu reflexhaft zur Zigarette griff, in diesen Fällen zu den starken Franzosen Gauloises und Gitanes, oder zu Selbstgedrehten, denn selbstverständlich wollte man ebenso radikal denken wie diese Intellektuellen, in deren Zigarettendunstkreis man um Geltung rang, und das geschah eben nicht an einer Möhre knabbernd, sondern an einer Kippe saugend!

Und immer waren es in diesen höchst abenteuerlichen Seminaren – ob es sich da nun um Lypp/Lenks „Ästhetische Theorie" von Adorno handelte oder um Emmerichs „Kafka"-Vorlesung oder Schumachers „Schwarze Romantik und Dandysmus"– immer waren es da die dümmsten (männlich) oder alternativhässlichsten (weiblich) Studierenden, die darum baten, das Rauchen einzustellen.

So war die Regel: es genügte einer*in, der/die sich das Paffen / Qualmen / Knarzen verbat, um dort den sofortigen allgemeinen Rauchstopp zu verfügen. Aus juristischen Gründen. Das musste dann durchgezogen werden. Häufig war dieses genörgelte „möchtebittekeinrauchenhier" die einzige Wortmeldung der betreffenden Person. Ohne Rücksicht darauf, dass dergleichen Intervention einen sofortigen Niveau-Abfall des Seminars um mindestens 2 Sartres bedeutete, auch wenn man diesem kurzsichtigen hässlichen und dabei bei Weibern enorm erfolgreichen opportunistischen Scheißkerl wegen seiner Stalinverehrung am liebsten die Beine weggetreten hätte.

Intellektualität: Ich bin überzeugt, dass Helmut Schmidts Renommee als analytische Großmacht nicht nur mit dem sssspitzen Hamburger S-Laut zu tun hatte, sondern ebenso sehr mit seiner gepflegten und unerschütterlichen Kettenraucherei. (Menthol! Grauenhaft!)

Darüber hinaus der Coolness-Faktor: Französische Chansonniers rauchten, Jacques Brel ist ohne Zigarette nicht vorstellbar, auch wenn er daran verreckte. Ist es ein Zufall, dass Fußballgenies wie der argentinische Trainer Menotti und Johann Cruyff, der Stratege, Kettenraucher waren. Cruyff verreckte daran.

Natürlich das ‚Ratpack' Frank Sinatra, Sammy Davis, Dean Martin, wobei diese eher keinen Ehrgeiz hatten, die Kritische Theorie gegen Heideggers „Sein und Zeit" ins Gefecht zu führen.

Und schon wieder sind wir hier im Umfeld geistiger Wachheit und Gesundheit, die irgendwie, auf bisher noch unerforschte Weise, verschwistert zu sein scheinen mit dem Zigarettengenuss, siehe oben Punkt 1.

4.) Rollenspiel Rebell

Rauchen ist von vornherein mit dem Außenseiter-Status verbunden – Rebellen rauchen. Frühe Suffragetten rauchten, um den Kerlen eines ganz sicher klarzumachen: Was für euch gilt, gilt für uns schon lange! Damen der Halbwelt rauchten, und das war noch das Harmloseste. All die Rockstars, Country-Stars, Heavy-Metal-Stars, sie klemmten sich die Kippe an den Gitarrensteg und qualmten.

James Dean war der „Rebel without a Cause" und wickelte sich die Zigarettenschachtel ins T-Shirt oberhalb des Bizeps. Meinen Freund Charles Bukowski konnte ich mir ohne überquellenden Aschenbecher nicht vorstellen, und er war way down and out in den skid rows von LA und New York unterwegs.

Dazu kommen noch all die outlaws, denen vor ihrer Hinrichtung noch eine allerletzte Zigarette zusteht, meistens wird sie ihnen, da ihre Hände gefesselt sind, in den Mund gesteckt. Kino-Gangster Jimmy Cagney rauchte eine letzte Kippe, bevor er auf den elektrischen Stuhl gezerrt wurde.

Die Zigarette ist für schicksalhafte Momente, und da ich mich früh für ein dramatisches Leben entschieden hatte, war das Rauchen sozusagen angelegt, und ich war bereit, die Folgen zu tragen.

Schon damals, während meiner ersten Zigarette, einer filterlosen Reval, die ich auf der offenen Plattform rauchte, mit Schlapphut, langem, schwarzen Hippiemantel, Kette mit Holzperlen über'm gebatikten Unterhemd, gaben meine Beine nach.

Für diesen Schwächemoment sah ich wahrscheinlich nicht protestsexy sondern leichenbleich aus: mir war so kotzübel, dass meine Freunde mich stützen und Richtung Ausgang schleifen mussten – wie einen Verwundeten in den Schützengraben (Vietnam?), und tatsächlich war es ja eine Art Fronterlebnis hin zum ersehnten Erwachsenenalter und ominösen Outlawtum; ein Initiationserlebnis, das seinen Vorläufer hatte in der Indianerperiode mit fünf, als man beisammen saß und die Friedenspfeife, das Karl-May-bekannte Kalumet, mit Herbstlaub stopfte.

3.) Sex und die Zigarette danach

Es ist natürlich Quatsch, nur deshalb einen Bogen um Sex zu machen, weil man das Rauchen aufgeben will. Wobei nichts verführerischer zu sein scheint, wie wir es wiederum von Jean-Luc Godard kennen. Sogar Hape Kerkeling witzelte in einem seiner Bühnensketche („Cafe Korten"), die Zigarette danach habe ihn zum Kettenraucher gemacht.

Und dann wiederum heißt der Film mit Belmondo und Seberg im Bett „Außer Atem", was ja nach solch einer zwischenmenschlichen Beschäftigung vorkommen soll, ja, mit fortschreitendem Alter...kurz gesagt: Sex wird überschätzt. Wo waren wir stehen geblieben?

Ach ja, wenn dann die beiden so wahnsinnig schön und sexy nebeneinander im Bett sitzen, und aus Belmondos Mundwinkel hängt die Gauloises, stellen sich natürlich zwei Fragen: erstens, wie schafft er es, dass ihm wegen der glimmenden Zigarette und ihrer Rauchsäule nicht die Augen tränen, und zweitens, wäre er ebenso außer Atem, wenn er nicht qualmen würde? Denn eines ist ja wohl unbestritten, nämlich dass die Qualmerei zur Kurzatmigkeit führt.

Wir wissen natürlich jetzt nicht, was Jean-Luc Godard empfiehlt, aber wir würden, wenn sie schon sein muss, diese Sache mit dem Sex, auf die Zigaretten nicht nur danach, sondern auch die davor verzichten, denn angenommen, es handelt sich tatsächlich um die nach Fußball schönste Nebensache der Welt, käme ihr und besonders den weiblichen

Mitspielerinnen doch eines sicher zugute: Der lange Atem. Noch einmal: der laaaaaaange Aaaaaaaatem.

2.) Scheißegal, wir müssen alle mal sterben

Diese lebensphilosophische Wahrheit ist ein ernstzunehmender Rückfall-Grund für den noch wankelmütigen Nichtraucher. Was hat man denn schon vom Leben, wenn nicht die paar wenigen Genüsse, von denen die meisten der Gesundheit abträglich sind?! Selbst der Hl. Augustinus meditiert in seinen umwerfend freimütigen und gedankentiefen „Bekenntnissen" über den richtigen Zeitpunkt, mit den Lastern – es gibt neben dem Rauchen noch weitere – aufzuhören.

Denn: Lohnen sie sich wirklich, diese paar Extra-Jahre, die man wahrscheinlich dann im Rollstuhl absitzt, während die Welt, wie du sie kanntest, in Trümmer fällt und deine Freunde, allesamt Raucher, längst zu Grabe getragen sind und Angela Merkel noch immer KanzlerdarstellerIn ist (ihr beide seid im gleichen Alter), weil die Deutschen ihre Mutti nach einer theatralisch aufgezogenen Volksabstimmung mit einem lebenslangen Mandat ausgestattet haben?

Dies allein ist ein Rückfallgrund!

Rückfallgrund Nummer 1:

Die Sorge um die eigene Gesundheit. Damit sind wir wieder ganz oben gelandet, in der Erzählung von meinem wunderbaren Onkel, dessen wunderbare Kinder, meine Cousins und Cousinen, allesamt Nichtraucher sind.

NIKOTIN UND HEROIN

Ab hier betreten wir Bereiche, die den charakterlich gefestigten und suchtresistenten Leser voraussetzen.

In den Raucher-Entwöhnungskursen in der Reha in Bad Oeynhausen lagen wir unter Wolldecken in Sesseln, die sich nach hinten kippen ließen. Dadurch entstand eine Art esoterische Schicksalsgemeinschaft, die im Kreis herumlungerte wie annodazumal beim Kiffen auf den Matratzen, in der Mitte eine Tropfkerze und eine Packung Tabak oder auch eine ziemlich abgeschlaffte Runde von Opiumsüchtigen, die dort vor sich hindämmert.

Und schon reicht die Gruppenleiterin das Stichwort. Der Nikotinentzug, sagt sie, sei schwieriger als der Heroin-Entzug, und ich erinnerte mich.

In den 70er Jahren habe ich, wie einige meiner Freunde, Heroin durch die Nase gezogen oder geraucht – und: Es war fantastisch! Himmlisch! Unbeschreiblich schön!

Beim ersten Mal lag ich auf meinem Bett und habe Beethovens sechste Sinfonie gehört, ja, genau, die Pastorale, diese Programm-Musik mit der Fahrt aufs Land, dem Gewittereinbruch und der anschließenden Aufklarung – und: Ich saß da tatsächlich in der Kutsche und bestaunte das Naturspektakel.

Ich las die Partitur in Gedanken mit, obwohl ich trotz meiner fahrigen Lehrjahre an Klavier, Klarinette und Cello ganz bestimmt eins nicht konnte: eine Partitur lesen!

Doch in jener Nacht konnte ich es! Und ich fühlte mich darüber im Einklang mit der Welt – come rain or shine! – so wie sie ist. Auf einer derart kosmischen Woge hatte ich mich bisher nur einmal gefühlt: als 18jähriger auf dem Dach des Golden Temple in Amritsar, ebenso auf einem Bettgestell, auf einem mit Bast gewickelten, dort rücklings liegend – mit Blick in diesen endlos tiefen Sternenhimmel, dem ich unentrinnbar sanft entgegenflog.

Opioide haben diese Wirkung – und genau daran erinnerte mich nun die Morphium-Spritze nach meiner Herzattacke Unter Künstlern hat sich Opium nicht selten als generationsübergreifende Liebhaberei erwiesen – Heine träufelte es sich in eine offen gehaltene Wunde am Hals, um so die Schmerzen seiner Koliken zu überstehen, die er sich durch eine Bleivergiftung zugezogen hatte.

Graham Greene, dieser wunderbarste aller wunderbaren Schriftsteller und Katholiken, ein Abenteurer, Geheimagent und Fremdgeher vor dem Herrn, war depressiv, fand Erleichterung und Erlösung in Saigons Opiumhöhlen und versuchte diese in seiner Wohnung in Kensington nachzustellen.

Für den Ritterkreuzträger und Künstler Ernst Jünger, der in seinem Unterstand zwischen den Sturmangriffen im Ersten Weltkrieg Thomas de Quinceys „Bekenntnisse eine Opiumessers“ las, wäre es erstrebenswert, wie er in seinem Drogenbuch „Annäherungen“ bekannte, nach einem üppigen Abendmahl hinauszutreten auf die Terrasse, sich dort eine opulente Opiumpfeife zu gönnen. Wobei, ich sach das nur, der volle Magen eventuell revoltieren könnte.

Jüngst schwärmte Ferdinand von Schirach in einem SPIEGEL-Blog von Kritiker Volker Weidermann vom Opium. Der verdutzte Kritiker setzte sofort inquisitorisch nach mit der (völlig blödsinnigen) Frage, ob er es denn genommen habe, worauf von Schirach, nicht nur Schriftsteller sondern auch Strafverteidiger, lächelte und meinte, man könne dies alles in Graham Greenes Roman „Der stille Amerikaner" nachlesen.

Um 1900 waren Opium und Morphium, sowie Kokain und Haschisch in Apotheken zu beziehen. Opium bei jedem Wehwehchen, auch Morphium schlug ziemlich ein. Es gab um die 200.000 Morphium-süchtige Amerikaner. Hat sich dann von selbst beruhigt, die Welle. So richtig verschwunden ist die Suche nach ausgerechnet diesem Kick nie; eher erfährt er heute in der Illegalität seine schmutzige Renaissance.

In unseren Tagen über Rezept. Da Ärzte in den USA opiumhaltige Schmerzmittel wie Oxycontin oder Vicodin schneller verschreiben als anderswo, gab und gibt es dort eine neue Süchtigenwelle (die dazu führte, dass Präsident Donald Trump 2017 den medizinischen Notstand ausrief), auch die wird wieder abebben.

Ganz ehrlich: Ich bin für die Freigabe aller Gifte oder Stoffe, die erwachsene Menschen zu sich nehmen wollen. Sagen wir so ab dem fünfzigsten Lebensjahr. Fürs erste ließe sich da mit einen Pilotversuch für Mitbürger*Innen ab 66 Jahren (also meinem Alter) beginnen. Anschließend das Suchtmittel-Eintrittsalter senken auf fünfzig, später noch weiter runter!

Vor allem aber sollten unsere Senioren alles bekommen, was das hochbetagte Herz erfreut und erquickt: sie sollten auf Verlangen pures, unverschnittenes Zeug aller psychedelischen Provenienz gereicht bekommen, und zwar gerne von netten, adretten Arzthelferinnen in ebenso ansprechender Aufmachung wie Umgebung – aber ja!

Ernst Jünger bemerkte in seinem Drogen- und Rauschbuch „Annäherungen" folgerichtig, dass es insbesondere älteren Menschen gestattet sein müsse, den enger werdenden Lebenskreis durch eine innere Horizonterweiterung zu kompensieren.

Denn erstens, alle genannten Stoffe sind ohnehin erhältlich, allerdings unter schmutzigen und illegalen Bedingungen und diese mästen lediglich die Mafia. Die nämlich kauft mit den gigantischen Profiten, die ihnen die Illegalität beschert, Politiker und Waffen und ganze Staaten. Mit dem Heroin-Bruttosozialprodukt Afghanistans finanzieren und rekrutieren sich dort die Mordbanden der Taliban.

Und zweitens, nehmen wir zum Beispiel Kokain (Also nicht jetzt auf der Stelle Kokain NEHMEN – nur als Beispiel; also nehmen wir zum Beispiel Kokain): Der brasilianische Staatspräsident Fernando Henrique Cardoso plädierte in einem Interview mit mir für die Freigabe des Stoffs. Aus einem ganz einfachen Grunde: Die mächtigen Mafiabanden wie das „Comando Vermelho" (das „Rote Kommando", aufgebaut aus ehemaligen Terroristen gegen das Militärregime) in Rio und in Sao Paulo beherrschen die Stadt und kosten tausende Tote.

Und der Konsum geht durch den Kampf gegen die Drogen nicht zurück: Zu meiner Zeit in Rio Anfang 2000, dieser cidade maravilhosa, dieser wunderschönen Acht-Millionen-Metropole, schnupfte schätzungsweise jeder Zehnte –

ein gewaltiger Markt! In einer Reportage (Anhang) habe ich über den vergeblichen Krieg gegen die Drogen berichtet.

Aber zurück in die 70er Jahre des letzten Jahrhunderts. Meine Heroinphase dauerte nur wenige Monate, dann habe ich die Sache eingestellt – wobei „eingestellt" hier ein ziemlicher Euphemismus ist. In den USA würde ich sagen „I kicked the habit", was zutreffender ist: ich habe die Abhängigkeit, die sich an mich klammerte wie ein Makako-Äffchen buchstäblich und sehr brutal von mir weggetreten. Von einem Tag auf den nächsten. Zwei Tage lang habe ich geschwitzt und gezittert, dann war der körperliche Entzug überstanden. Und ich habe entzogen, weil ich es wollte. Einige Freunde haben es nicht geschafft und sind tot. Andere vegetieren dahin in irgendwelchen Methadon-Programmen – seit Jahrzehnten.

Zugegeben, danach stürzte ich mich in den Suff – alles Anfang zwanzig; alles ausprobiert, alles bis zur Grenze und darüber hinaus...

Die Nikotinsucht ist insofern schwerer zu überwinden, als der Stoff sozialverträglich daherkommt. Du musst sie dir nicht in schummrigen U-Bahn-Stationen besorgen, deine getreue Marlboro! (By the way: Andere Möchtegern-Zigarettenmarken wie Reval, HB, Stuyvesant sind nicht ernst zu nehmen und werden, wenn überhaupt, einzig dank jugendlicher Ahnungslosigkeit, hier und da mal erst-gepafft auf dem Weg ohne Wiederkehr, hin zur einzig wahren, rotweißen Cowboy-Packung...)

Auch wirst du nicht von 15jährigen Libanesen mit einer Messerspitze an deiner Kehle bedroht, falls du dich beschwert haben solltest, dass das Zeugs, das er dir da angedreht hat, nichts als eine zerstoßene Aspirin gewesen war.

Dennoch: Wie bei jeder Droge, die dir gefährlich werden könnte, weil du in eine nicht kontrollierbare Sucht abrutschst, kommt es nur auf eines an: auf deinen Willen, aufzuhören!

Ich würde im Übrigen stark bestreiten, dass meine Haschisch-Jahre in der Jugend Suchtcharakter gehabt hätten. Wir kifften, weil es unsere Antwort, unser unbürgerliches Echo auf die geselligen Weinrunden der Erwachsenen war, wobei die Geselligkeit eher aus einverständigem Schweigen bestand und aus zustimmendem Nicken und Lächeln zu den Harmonien von Chris Hillmann und Roger McGuinn von den Byrds in dem Song „Eight miles high".

Mit 16 die Haschisch- und die LSD-Phase – das gehörte einfach zum Programm! Ich erzähl das jetzt nur mal, um klarzumachen, dass ich weiß, was Drogen bedeuten und was die Sucht so losfedern kann an Energien. Nicht alles ist schlecht. Ja, ich würde lügen, wenn ich verschweigen würde, wie interessant manche Drogen-Erlebnisse waren...

In irgendeiner Nacht, als das LSD besonders farbig und sanft und ermutigend wirkte, fuhren wir von Berlin nach Paris, um den Louvre zu besuchen. So standen wir anderntags übernächtigt und staunend vor den Skulpturen und Gemälden – und: meistens mussten wir lachen! (Natürlich hatten wir nachgeworfen...)

Mit achtzehn, ein paar Monate nach dem Abitur, bretterten wir in einem ordentlich betagten VW-Bus nach Indien, so wie alle damals. Zwei weitere Freunde überführten einen

Mercedes nach Teheran und refinanzierten damit ihren Trip, ich hatte zuvor in der Postabteilung eines Schulbuchverlags gearbeitet und darauf hin gespart. Ich erzähle das hier nur für die Jugend, die nicht weiß, was ein „Schulbuchverlag“ ist und was „gespart“ bedeutet.

Jedenfalls wurde das ein abenteuerlicher Trip, weil wir im Herbst losfuhren und in der Osttürkei bei Erzerum in einen Winterkälteeinbruch gerieten von Minus 40 – mit einem VW-Bus mit Sommerbereifung! Dafür funktionierte dann aber die Heizung auch nur noch sporadisch... So stopften wir unsere Hosen mit Zeitungpapier und Plastiktüten aus, qualmten wie die Idioten in der irrigen Annahme, das würde wärmen und möbelten uns aus dem gleichen Grund mit einer Flasche Eckes Edelkirsch-Likör auf, die wundersamerweise irgendeiner von uns mit im Gepäck hatte. Abends, in der Herberge, mussten wir erstmal die Autobatterie auf den Herd stellen, damit die Mühle anderntags ansprang! Tja, wir waren jung und brauchten kein Geld – nur Eckes Edelkirsch, Marlboro und die ein oder andere Tageszeitung – aber nicht zum Lesen (siehe oben).

Offenbar waren wir in der weißen Wüste dort irgendwo, irgendwann, irgendwie so was von falsch abgebogen – dass wir uns bald schon auf der LKW-Piste zur persischen Grenze wiederfanden! Was bedeutete, dass wir nun, da unsere Spurbreite eine andere war als die der raumgreifenden Lastkraftfahrtzeuge meist in Schräglage durch diese eisige Hölle fuhren! Ein Reifenschaden, und wir wären geliefert gewesen!

Ich erzähle diese ganze Drogen-Arie hier ja nur, um insbesondere jüngeren Lesern (den dreien aus Berlin, Bremen und Mecklenburg-Vorpommern) zwischen den Zeilen immer wieder etwas an Lebenshilfe mit auf den Weg zu geben. Das hier ist ein RATGEBERBUCH mit Drogen- und anderen Erfahrungen! Also: sollte es euch mit einem uralten VW-Bus aus fünfter oder sechster Hand in die winterlich verschneite Osttürkei verschlagen, unbedingt auf WINTERBEREIFUNG achten (Und auf Thermo-Unterwäsche! Und natürlich auf Eckes Edelkirsch!)

In Teheran gerieten wir in den Märtyrer-Geburtstag von Ali, den die Shiiten mit Flagellationen feiern. Es war 1973, am 29.Januar, dem Todestag Alis, der einst in den Streitereien um die Nachfolge des Propheten beim Beten in der Moschee ermordet worden war. In solchen mörderischen Religionsangelegenheiten waren die Moslems offenbar nie besonders pingelig, geschweige denn pedantisch.

Wir schliefen im nächtlichen Teheran im Bus und wurden am Morgen durch Marsch-Schritte und tausendfaches Klatschen und gutturale Schreie jäh geweckt. Ich schob die von innen vor das Fenster gespannte Busgardine ein wenig zurück und sah endlose Prozessionen von Halbnackten mit finsteren Gesichtern, Bärten und blutigen Rücken, die sich an unserem Bus teilten, wir waren die Stromschnelle im Fluss.

Hätten die Burschen geahnt, dass wir verdammte Ungläubige waren, und wäre der Schah nicht noch immer am Ruder gewesen – wir wären wohl in Stücke gerissen worden. Deshalb, nächster Tipp: Im Ausland immer auch auf die religiösen Feiertage achten!

Allerdings war die weltliche Gegenseite auch nicht viel sympathischer – in Mashad, der persischen Grenzstadt zur Türkei, waren wir von Millionärs-Teenagern in ihrem Villenparty-Keller um einige unserer Traveller-Schecks betrogen worden. Dabei dachten wir nach den ersten Joints, wir seien eine einzige, weltweit friedliche Bruderschaft in diesem Zeitalter des Wassermanns.

Nächste Lektion: Nicht alle Kiffer sind koscher!

Diese Kids verkauften uns Türkissteine, auf die Inderinnen so scharf seien. Sie stellten sich später als bemalte Gipsattrappen heraus – wir waren bei dem Trade einfach zu stoned und kamen uns oberschlau vor.

An der Grenze nach Afghanistan machte unser VW-Bulli dann schlapp. Motorschaden. Unter anderem. Das Innere dieser Rostschaukel sah aus wie Friedrich Schiller, unser Klassiker, als man ihn aufschnitt: innen alles verfault und kaputt...

Die Grenzpolizisten wollten die Kiste nicht geschenkt. Auch die afghanische Seite zeigte kein Interesse. Allerdings gaben sie uns die Erlaubnis, den Hippiefrachter auf einem Feldweg abzustellen. Wir nahmen unsere Schlafsäcke raus (ich hatte nur eine Steppdecke dabei) und bestiegen hin zur nächstgrößeren Grenzstadt Herat einen Nah- bzw. Fernverkehrsbus, der die Aufschrift „Kreissparkasse Hannover“ trug.

In Herat gab es wunderbares, in einem Erdofen kross gebackenes Fladenbrot. Weiter über Kandahar nach Kabul, wo uns der kulinarische Höhepunkt dieser Reise erwarten sollte, nämlich „Siggis Restaurant“ in der Chicken Road, das in dieser ganzen kunterbunten Bewusstseinserweiterungs-Pilgerszene weltberühmt zu sein schien.

Wir hatten uns vorwiegend von Reis und Spiegeleiern ernährt, Spiegeleier und Reis, Reis und Spiegeleier. Hier nun aber – Hallelujah! – gab es Schnitzel! Und zum Nachtisch Schwarzwälder Kirschtorte! Und zur Appetitanregung den weltbesten schwarzen Afghanen Afghanistans!

Schließlich weiter ins frühlingshafte pakistanische Peshawar, das Mandarinen und sonnendurchflutete Bazare bot (und das heute eine finstere islamistische Schlangengrube und Nachschubbasis der Taliban ist) und von dort weiter nach Lahore an der indischen Grenze, wo wir eine seeehr gewitzte und gleichzeitig gaaanz schlechte Idee hatten...

OPIUM

oder wie man den indischen Knast überlebt

Dort, in Lahore, mussten wir nun erst einmal eine Zwangspause einlegen, weil kurz vorher die islamischen Staaten sich zu einer Konferenz getroffen hatten und daher die Grenze nach Indien bis auf Weiteres abgeriegelt war.

Da unsere Barmittel aufgrund kostspieliger Ideen (Türkissteine für indische Frauen!) ziemlich geschrumpft waren, waren wir nun wild entschlossen, alles auf eine Karte zu setzen! Ein ebenso dunkelhäutiger wie finster dreinschauender Pakistani bot uns in diesem Traveller-Hippie-Hotel, in dem wir untergekommen waren, ein Kilo schwarzen Afghanen an – für einen Schnäppchenpreis von 20 Dollar!

In den orangefarbenen Kiffer-Kolonien Goas, so hatte er uns erzählt, könne man das für mindestens 400 Dollar verticken...

Da wir nicht auf den Kopf gefallen waren, gingen wir sofort auf den Handel ein. Wenn einen Fortuna derart verschwenderisch heimsucht, muss man zugreifen; also wechselten einige der letzten Traveller-Schecks den Besitzer – und wir saßen auf Bergen von bestem Haschisch!

Indien! Wie für alle Hippies, so war es auch für mich eine unwiderstehliche Vision in Curry-Gelb und Safran-Rot, aus Staub und klimpernden Goldketten, schwarzen Blicken und kiffenden Sadus an jeder Straßenecke. Wir alle kannten schließlich alle Hesses „Siddhartha“, und – natürlich: „Steppenwolf“ war eine Rockband!

Den wahrscheinlich komischsten Film über den Culture Clash des Westens mit Indien hat vor ein paar Jahren Wes Anderson gedreht, „The Darjeeling Limited“, in dem drei depressive Brüder die Absurdität dieses Landes erleben, dabei aber amüsanterweise im Unklaren bleibt, wer nun abgedrehter ist – diese ferne Welt in seinen durchgeknallten Farben oder unsere drei neurotischen Westler, die es durchreisen, diese Geschwister mit den traurigen Gesichtern, die einfach mitspielen, mitfahren in diesem wunderlichen Paralleluniverum – denn anders geht es nicht. Du kannst nicht gegen den Strom. Nicht in Indien. Sind zu viele.

In einem Film von Severin Winzburg über eine Indienreise seiner Mutter Jutta Winkelmann mit Rainer Langhans auf der Suche nach dessen ehemaligem Guru gibt es eine wundervolle Szene: Rainer Langhans schlendert durch die indische Nacht mit seiner Lebensgefährtin Jutta Winkelmann, die mit dem Krebs kämpft und Angst hat vor dem Sterben; sie sind auf der Suche nach jenem Meister, auf dass er ihr das dritte Auge öffne, welches Gelassenheit und Erkenntnis schenkt und die verdammte Angst vor dem Tod nimmt.

So schlendern sie also über diese Erdpiste da, auf der Kumbh Mela, dem größten religiösen Festival der Welt in Allahabad in Uttar Pradesh. Eine Art Yogi- und Baba- und Wunderheiler-Jahrmarkt, Zelt an Zelt, Erleuchtung und Heilkraft, dicht an dicht wie Schiffsschaukeln und Losbuden. Dort also sind sie auf der Suche nach einem Nachfolger für Rainers „Meister“ Kirpal Singh, der ebendiesen Heilsversprecher-Rummel vor nunmehr vierzig Jahren losgetreten hatte.

Denn nach den antiautoritären Kommune-1-Jahren hatte Rainer Langhans sich eine neue Autorität auserkoren, sich dem Osten zugewendet – wie so viele seiner nach Spiritualität dürstenden Zeitgenossen, die Anfang der Siebzigerjahre eine Generation hervorbrachte, die da – ach! – durchaus mit heißem Bemühn nach Weisheit, Heilung und Nirwana strebte.

Auch wenn der Meister inzwischen verstorben war –vielleicht lebte er ja weiter an ebenjenen Orten, wo er einst wandelte? –, so verkündet Jutta da in berührender Naivität: „Wenn man jemanden sucht, findet man auch jemanden." So spricht wohl, wer kaum noch Chancen – aber Hoffnung hat.

(Mittlerweile ist Jutta tatsächlich gestorben, nicht ohne ihr Sterben und ihre Ängste dabei in einem großartigen Comic zu illustrieren; an dieser Stelle Gruß hinüber und herüber zum verbleibenden der beiden wunderschönen und weisen Zwillinge Gisela Getty).

Schließlich kauern sie eng an eng in einer kleinen Bude, dort ein Baba auf Kissen, bärtig unterm Turban, Rainer und seine Frauen (Christa Ritter und Brigitte Streubel sind ebenfalls dabei) und Jutta fragt – wie man die Eingeborenen eben so fragt: mit viel vorauseilender Sympathie, andere Länder, andere Sitten, hier wird gerade mordsmäßig gekifft mit einem Chillum, also einem dieser Profigeräte, einer dieser Röhren aus Speckstein, es qualmt wie eine Dampflok, die im Zelt dort ganz ohne jedes Zischen zum Stehen gekommen ist.

„And smoking? A way to god?", fragt Jutta also lächelnd. „Yes, yes!", ruft da einer der Anhänger des Baba und beteuert, Four hours a day he meets god! – Viermal täglich trifft er Gott, das heißt im Klartext: Viermal am Tag verschwindet der Kopf des Meisters in dieser entrückenden Wolke! Viermal am Tag ist der erkenntnis- und anderweitig süchtige Schwerenöter da auf dem Sitzkissen so hackebreit high, dass ihm die Schädeldecke entschwebt – natürlich ausschließlich Richtung Nirwana!

„You smoke?“ „Yes, 40 years ago.“ Jutta lächelt. Es war nicht ihr Weg. „It was not my way.“ „Aber du hast viel geraucht“, sagt Rainer, ihr Mann, der eiserne, der coole Space-Cowboy in seiner weißen Steppjacke. „Yes“, lächelt Jutta. „40 years ago.“

Und tatsächlich war es in jenen Tagen für uns, neben allem anderen, genau das: ein fast spirituelles Zeremoniell! Wir kamen da mit einer anderen Wirklichkeit in Berührung. Ein Religionsersatz. Das Erweichen des Haschischklumpens über der Kerze, die Tische meist niedrig, abgesägte Beine, Orientalenkrimskrams auf der Tischplatte und dann der Wettbewerb, wer die schönste Tüte bauen konnte, samt eingerolltem Pappmundstück!

Zurück zu Jutta und zur Kumbh Mela: Die Anhänger sind begeistert, die Schwaden erfüllen das Zelt, sie preisen ihren Guru an wie ein Auto. Also, wie steht's mit dem Verbrauch?

„He only eat milk – only milk!“ Richtig, das haben sie schon draußen gerufen, ganz außer sich. Ein halbes Dutzend verschlagener dunkler Gestalten, gewandet in weißes Leinen, geben, mit wackelnden Köpfen, die Jünger, sie verkünden „only milk!“ und „he meet god!“ – bekiffte Hütchenspieler, die Bauern und ungläubige Westler umwerben. Tja, und dann steht die Truppe wieder draußen, und Rainer lächelt kalt, „was für Gauner“. Aber wie komisch doch auch. Und wie wunderbar exzentrisch und abenteuerlich. Ist eben alles vierzig Jahre her...

...tja, damals 1973! Irgendwie lief da alles auf Indien hinaus

– entweder Revolution oder die Reise nach Indien! Entweder Weltveränderung oder Selbstveränderung! Da die Welt nicht so ohne Weiteres zu verbessern war, erkundeten wir uns selbst. War weniger stressig. Dachten wir. Wahrscheinlich hat kaum je eine Generation sich derart selbstverliebt in den Bauchnabel gestarrt und dabei alle Gefahren ringsum so zugedröhnt vergessen.

Diese neue Kultur der Empfindsamkeiten lief neben mit der der stalinistischen Kader und der Terror-Junkies einher, verschiedene Indianerstämme. Man schwieg sehr lange und sehr einverständig, wenn Stevie Winwood „Dear Mr. Fantasy“ sang. Dieses Schweigen bereitete mir persönlich immer die allergrößten Schwierigkeiten; ich redete gerne und teilte mich ebenso gerne mit und hatte da mitunter den Eindruck, als störte ich bei einer heiligen Handlung.

Der Trip nach Indien gehörte zu den Dingen, die uns einfach vorgeschrieben waren – wie für den gläubigen Moslem die Pilgerreise nach Mekka. Und ganz bestimmt war es nicht Yoga oder Ayurveda, was uns da lockte, sondern Haschisch – der Eintritt in eine Welt der Götter! Und: ohne Indien – ohne diese Reise ins Licht! – ging's uns in jenen Tagen schlichtweg wie Loriot ohne Mops: vorstellbar – aber sinnlos!

Es war nicht das Schlechteste, in Pakistan festzusitzen, denn das Haschisch, fetter, schwarzer, klebriger Stoff, gab es hier nahezu umsonst. Als es dann ganz plötzlich, nach ungefähr zwei Wochen, weiterging, war noch längst nicht alles aufgequalmt. Also steckte ich mir den Rest – einen beträchtlichen Rest! – als orthopädische Einlage in meine bereits ziemlich durchgelatschten braunen Wildleder-Halbstiefel vom Stuttgarter Breuninger-Schlussverkauf, 38 D-Mark, und fuhr so, mit den anderen, in einem öffentlichen Bus auf die Grenze zu.

Mein Freund Peter hatte seine Reste in der Unterhose verstaut, Ralf im Gestänge seines Rucksacks, ich in den Schuhen – sozusagen als orthopädische Einlagesohlen! Womit nun aber keiner von uns drei Blitzbirnen gerechnet hatte, war, dass von der pakistanischen Grenzbaracke hin zur indischen eine Überraschung auf uns wartete: ein etwa fünfhundert Meter langer Fußmarsch über ein schattenloses Asphaltband, das nun, in dieser Mittagsglut förmlich kochte...

...und so kam es, wie es kommen musste: nach bereits hundert Metern spürte ich, wie meine Füße in den Boots zu schwimmen begannen; der schwarze Afghane verflüssigte sich mehr und mehr, und so lief ich, wampf, wampf, wampf, mit der uralten Schlafdecke unterm Arm, auf diesen indischen Grenzposten zu – über ihm ein großes indische Wappen, das drei hungrige Löwen zeigte, die nur auf mich warteten!

Hier noch eine überlebenswichtige Lektion für die Jugend: Falls ihr beabsichtigen solltet, ein Kilo Haschisch über irgendwelche Ländergrenzen hinweg zu schmuggeln: niemals in Schuhen!!! (Alles andere erscheint mir da bis heute besser – nur niemals nicht in verdammten Latschen!)

In der Grenzbaracke saß eine Dame im Sari, mit einem roten Punkt auf der Stirn, dem dritten Auge. Ein strenger Sikh baute sich vor mir auf, Stock unter dem Arm. Sie trugen hier ihre Stöcke so routiniert, als seien die dauernd im Einsatz. Ich schaute zu einem großen Plakat, auf dem alle möglichen und unmöglichen Gegenstände abgebildet waren, die man hier jetzt besser nicht bei sich hatte. Gewehre und Handgranaten waren da ganz weit oben. Haschisch hingegen sah ich nicht. Wer käme auch auf die Idee, Haschisch ausgerechnet nach Indien einzuführen?!

Na, jedenfalls – ich führte weder Gewehre noch Handgranaten mit mir, allerdings roch ich wohl ein Ideechen zu verräterisch nach Haschisch. Denn plötzlich sprach die Dame mit dem dritten Auge Unverständliches und deutete auf mich, und schon wurde ich in ein Nebenzimmer geführt und musste mich dort ausziehen. Ein bisschen wühlen und schütteln und – plumps! – schon purzelte das Haschisch zu Boden. Peter erging es nicht anders. Ralf mit seinem Rucksackstangen-Patent kam durch.

Und dann – ja, dann wurden wir tatsächlich in Ketten gelegt, wie die Chain Gang mit Paul Newman, zu einem Polizeitransporter geführt und in eine grenznahe Polizeiwache weggebracht. Bei alledem war ich so geistesgegenwärtig gewesen, mir vor dem Abtransport den größeren Teil des Klumpens wieder in die Hose zu schieben. Wer weiß, dachte ich mir, wann es wieder was geben würde! Mit uns waren noch vier andere Schmuggler gefasst worden – Schnapsschmuggler: ein Vater mit seinen drei Söhnen. Die Beamten schlugen sie. Sie wollten irgendetwas von ihnen rauskriegen. Um sich und uns aufzuheitern, holten sie uns nachts aus der Zelle und ließen uns bei dieser Viecherei zuschauen.

Am nächsten Tag wurden wir nach Amritsar gebracht, ins Zentralgefängnis des Punjab. Mein Trip nach innen, er begann tatsächlich in dieser Zelle. Was nicht weiter tragisch war, denn ich hatte ja Marcuses „Der eindimensionale

Mensch“ bei mir, in dem formuliert war, was ich bereits ahnte, nämlich, dass wir längst alle inhaftiert seien in einem entfremdeten Leben, isoliert vom Mitmenschen – besonders von dem, der nie seine Schallplatten rausrücken wollte! –, und dass nur die Revolution diese Entfremdung aufheben könne.

Und das mit den Ketten fand ich eher ulkig – so rückschrittlich! Zunächst waren wir Ausländer alle in einer Einzelzelle untergebracht. Drei Franzosen, ein Italiener, ein Ami von der Westcoast, ein Schwede, der unglaubliche dreitausend Nähnadeln geschmuggelt hatte, und Peter, ein blonder großer Bassist aus Niedersachsen, den wir unterwegs aufgegabelt hatten. Und ich.

Irgendwann wurden wir alle in eine große, geräumige Gemeinschaftszelle im Areal der Lebenslänglichen verlegt, weil sich herausgestellt hatte, dass Turbjorn, der Schwede, ein Lehrerstudium absolviert hatte. Und welchen Zusammenhang gab es da zur Straferleichterung? Der Sikh-Wächter klärte uns auf: „Educated people have a better character.“ Viel Kopfwackeln.

In Wahrheit hatte ich zwei Bücher dabei – neben dem Marcuse noch Simmels „Es muss nicht immer Kaviar sein“. Darin die spannende Geschichte um den Agenten Thomas Lieven – sowie sämtliche Rezepte, mit denen der Haudegen die Frauen verführt. Ab und zu las ich sie vor, die Rezepte, und da ich meinen Haschisch-Klumpen mit in unsere Zelle hinein retten konnte, fanden die Lesungen großen Anklang, denn bei uns gab es jeden Tag den gleichen Fraß: Scharfe Wassersuppe mit Gemüseteilen (Chapsi), Linsen (dall), Chapati (Fladen-Brot). Und hier die Fantasie: Kaviar im

Schlafrock! Schweineschinken in Rotwein an Sellerie-Salat! Ofenwarme Lachsbrötchen! Bœuf Stroganoff! Und, und, und!

Allerdings gab es neben meinen Restvorräten an Haschisch auch noch ein anderes Zeug – klebrig-schwarz wie Teer: Opium. Und das steckten uns unsere Freunde verpackt in Zahnpastatuben in den Besuchsstunden zu. Oder wir besorgten es uns im Knast auf dem schwarzen Markt gegen Coupons, die gegen Bargeld zu erwerben waren und die für Einkäufe im offiziellen Knast-Markt (Zigaretten!) gedacht waren.

Und das Opium besorgte die angenehmsten Träume, doch auch die Wachzustände waren durchaus traumhaft. Nichts gegen Opium! Die Gitter flogen davon in die Nächte und ein Taubenpärchen liebte sich gurrend in einer hohen Mauernische und die Zeit flog mit den Gittern davon. Damit konnte man Jahre im Knast überstehen!

Unsere Zelle lag bei den Lebenslänglichen. Tagsüber durften wir in unserem Trakt herumlaufen. Ein sanfter, großer, bärtiger Sikh, der seinen Schwager umgebracht hatte – irgendeine Ehrensache –, brühte einen wunderbar cremigen, süßen Tee. Neben unserem Trakt verlief eine große Mauer.

Eines Tages saß ich im Schatten dieser Mauer und hörte von der anderen Seite dort einen Ruf. Ich sah nach oben: eine halbe Hand. Da wollte sich einer unterhalten. Ich erzählte ihm von meinem Pech und woher ich kam und dass das Leben ja sowieso eine Zelle sei, eine Einzelzelle, und dass nur die Bewusstseins-Revolution helfe.

Von da an unterhielten wir uns öfter, und soweit ich ihn

verstand, meinte er, dass das Leben zwar eine Illusion sei, aber eine schöne. Eines Tages blieb er weg. Ich fragte meinen bärtigen Tee-Kocher. Der wackelte mit seinem Kopf und erklärte, dass der anliegende der Todestrakt sei. Vermutlich war der Mann ein verurteilter Terrorist, Genaueres wisse er auch nicht, und in der Nacht sei er gehenkt worden.

Bis auf den Vergewaltigungsversuch von zwei Burschen war die Gefängniszeit okay. In Malaysia wäre ich geköpft worden, die Inder waren relaxter, hier kamen wir nach zwei Monaten wieder raus, und da wir zunächst mittellos waren – Überweisungen waren anvisiert –, schliefen wir auf dem Dach des Golden Tempel in Amritsar, denn in dem durfte jeder umsonst übernachten und bekam sogar zu essen.

Dort auf dem Dach in der Nacht war es, als ob man in Sternen schwimmt, und dann zog der Morgen auf, seidig und currygelb und safranrot. Der Tempel wurde zehn Jahre später, nach einem Aufstand radikaler Sikhs, zerstört. Um jedoch zu beweisen, dass Indien (ausgerechnet Indien!) ein säkularer Staat sei, lehnte Indira Gandhi es ab, ihre Sikh-Leibwächter zu entlassen. Kurz darauf wurde sie von ihren Wächtern niedergeschossen, in ihrem Garten, auf dem Weg zu einem Interview mit Peter Ustinov.

CHARLES BUKOWSKI

die Legende vom heiligen Trinker

Jetzt sind wir aber doch ziemlich abgeschweift. Mir geht es hier nur um die Jungen Leute, um morality tales, also Erzählungen, die von gut und böse handeln und der Jugend beispielhaft vorführen, wo man landen kann, wenn man nicht aufpasst. Und Geschichten vom Rauchen, jetzt egal was. Und von einer Gegenkultur mit ihren eigenen Regeln.

Eigentlich waren die Säufer ein anderer Stamm als die Kiffer. Kiffen war verwöhnter Mittelstand, der Suff war Arbeiterklasse. Aber wer soff wie Charles Bukowski, der auch noch darüber schrieb, war eine Klasse für sich. Extraklasse. Ein versoffener Dreckskerl, und soweit draußen, dass das Establishment schon gar nicht mehr in Sicht war.

Charles Bukowski war der Schwergewichtler des Underground. Er schrieb wie andere boxen, bam bam bam! Als ich ihn zum ersten Mal traf, schien er sichtbar aus dem Gröbsten raus, und ich ebenfalls. Ich war trocken und blieb es für ein paar Jahrzehnte, und war ein junger Star beim Stern, und er mähte den Rasen vor seiner adretten Villa in San Pedro, einem Suburb von Los Angeles, und ich besuchte ihn, um ihn für den Stern zu porträtieren.

Er trug ein T-Shirt, auf das ein Gedicht gedruckt war: „Ich traf ein Genie im Zug/ einen sechsjährigen Jungen/ wir fuhren zum Meer/ als wir ankamen, sagte der Junge,/ ‚Das ist nicht besonders schön'/ ich habe das all die Jahre nicht bemerkt/ der Junge war ein Genie".

Das T-Shirt ist zu eng. Das Wort Genie ist in die Breite gezogen. G-E-N-I-E. Es handelt sich um einen gut gemästeten Hängebauch. Und um ein gutes Gedicht.

Bukowski war nun nicht mehr der Geheimtipp unserer diversen Chaos-WGs in den frühen 1970ern, er war arriviert und hatte in Deutschland allein über 1,2 Milionen Bücher verkauft, Säufergeschichten, Verlierergeschichten, Hurengeschichten, harter Stoff, der wahrscheinlich heute nicht mehr publiziert werden könnte.

Doch schon damals klagte eine Feministin in konkret: „Denkende Leserinnen finden überhaupt keine Chancen, sich mit dem weiblichen Handlungspersonal positiv zu identifizieren". Der Spiegel, ein bisschen kürzer: „Bukowski ist eine alte Drecksau." Und die Zeit, ein bisschen umständlicher: „Nach der ‚repressiven Entsublimierung' einiger gesellschaftlicher Tabuzonen steht der universellen Anerkennung Bukowskis nichts mehr im Wege."

Ich hatte es also mit einer universell anerkannten Drecksau des Kulturbetriebs zu tun, mit der sich denkende Leserinnen nicht identifizieren konnten. Längst hatte er seinen triumphalen Auftritt in der Hamburger Markthalle hinter sich, den ihm sein Freund und kongenialer Übersetzer Carl Weissner organisiert hatte. Er bestand da auf einem mit Riesling gefüllten Kühlschrank auf der Bühne.

Nach San Petro kam ich in Begleitung des Stern-Fotografen und Freundes Michael Montfort, der in Hollywood lebte und Bukowskis Buddy war. Sowie einer ziemlich hinreißenden, temperamentvollen Schauspielerin, einer Jugendliebe, die er wohlwollend musterte.

Dieses Gesicht! Das Leben hatte es nicht gezeichnet – es war darauf herumgetrampelt. In diesen grobporigen Tälern und Wüsten hatten sich alle eingetragen: sein Vater, der ihn regelmäßig verdrosch, wenn er sich schützend vor seine Mutter stellte. Die Ärzte, die an seine Jugendakne mit elektrischen Nadeln herumpfuschten. Polizisten mit ihren Knüppeln, Zuhälter, Säufer mit abgeschlagenen Flaschenhälsen, Huren mit ihren Fingernägeln.

Er war in Andernach nach dem 1. Weltkrieg zur Welt gekommen, am 16. August 1920, weil die junge Katharina Fett dem amerikanischen Besatzungssoldaten Henry Bukowski vor die Füße gespuckt hatte, als sie sah, wie der Lebensmittel wegwarf.

Imponierte dem Kerl, so dass er sie heiratete. Ihren Sohn nannten sie Heinrich-Karl. In der Inflationszeit kehrte Henry Bukowski mit seiner jungen Familie zurück nach Los Angeles, magere Jahre, der Alte drosch auf ihn ein und Hank floh in die Literatur, las Dostojewski, Lawrence, Schopenhauer.

Er ließ das College aus, trieb sich rum, jobbte als Leichenwäscher und Postbote und schrieb, wurde ausgemustert für den zweiten Weltkrieg, und schrieb weiter, bis sich tatsächlich kleine Underground-Magazine für ihn interessierten.

Das Zeug kam an, die Fan-Base wurde größer und wir lasen Anfang der 70er die „Notes of a dirty old man“ mit steigender Begeisterung und fühlten uns wohl unter den Losern von L.A., dem Kontrast-Programm zu Hollywoods Gewinnern. Wir hatten diese merkwürdige Sehnsucht nach Losern in diesem kapitalistischen Schweinespiel, das nur Schweine gewinnen konnten und uns die Ausrede gab, nichts, aber auch gar nichts zu tun, und damit Sand im Getriebe zu sein.

Systemsturz durch Faulheit.

Allerdings war ich schon mit 23 ausgeschert, als ich meinen ersten Job bei einer Tageszeitung antrat – ich hab wohl einfach die Nerven verloren in dem Waggonabteil, in dem ich mit meinen Freunden unterwegs war

An diesem Tag, an dem wir Bukowski besuchten, sorgte seine Freundin Linda für eine Überraschung. Linda, die einen Naturkostladen betrieb, bevor sie Hank kennenlernte, die zierliche, blondlockige Linda mit dem Durchsetzungsvermögen einer Löwendompteurin, die ihn von Whisky und Bier auf Wein umgewöhnt hatte, Linda verkündete strahlend: „Hank und ich werden heiraten!“

Michael Montfort fiel die Kinnlade runter, und ich staunte auch nicht schlecht und meine Freundin verstand nicht, was los war und legte eine ziemlich hysterische Szene hin, weil sie überhaupt nicht zu Wort kam.

Hank grinste nur hinein, in diesen hysterischen Sturm, und steckte sich eine weitere Beedi an, eine schmale indische Zigarette, ein gerolltes Schwarzbaumblatt mit Tabak, das, wie er behauptete, von Leprakranken gerollt würde. „Ich weiß, das ruiniert meinen Ruf endgültig, aber schreib einfach, dass auch andere Leute schon geheiratet haben, auch Schriftsteller, und dass sie danach sogar weitergearbeitet haben.“

Und das hat er. Er schrieb in der Folge noch ein gutes Dutzend Bücher mit Gedichten und Stories, über den Mann mit der Tasche, der er selber als Briefträger war, autobiografische Romane, Filme, einen mit Mickey Rourke, gedreht vom Schweizer Barbet Schroeder.

Bevor ich wieder losfuhr zeigte er mir sein Arbeits-Zimmer oben, das ein ziemlicher Kontrast zur adretten Wohnlandschaft unten war: Loch im Teppich, überquellender Aschenbecher, Sessel mit aufgesprungenem Polster, die Schreibmaschine wie ein Stück Treibholz.

Das „Skid-Row-Zimmer", nannte er es. Er sagte: „Wenn alles zu gut läuft, werde ich misstrauisch. Das ist wie Sterben."

Drei Tage verbrachten wir zusammen. Wir holten den Ring ab, der enger gemacht werden musste, besuchten die Rennbahn, feierten reichlich auf Spesen. Was war er für ein sanfter und witziger Buddha, den man nur lieben konnte.

Er starb an einer Leukämie 1994. An einem 9.März, meinem Geburtstag. Michael hatte mich angerufen. Zur Beerdigung habe ich es nicht geschafft.

Deshalb hier nun dieser Gruß, ruhe in Frieden mein Freund, meine Gebete begleiten dich.

Auf den Grabstein ließ er eine Warnung meißeln, die den Träumern gewidmet waren, die meinen, ein Ruhm als Underground-Dichter wäre auch nicht zu verachten. Der Spruch hieß: „Don't try", versuch's erst gar nicht.

Hank hatte vielleicht zehn gute Jahre, dann trat er ab. Zuwenig, für ein ganzes Leben aus Prügeln und Suff und Depressionen und Ängsten und Kämpfen.

Am Ende hatte er sogar das Rauchen und das Saufen aufgegeben. Im Gegensatz zu meinem Freund Michael, den ich nur als liebenswert und enorm interessiert kennengelernt habe. Der verbrachte seine letzte Zeit auf Erden im

Rollstuhl. Auch dir Michael, wünsche ich, dass du ruhst in Frieden. Ich werde dich nie vergessen.

Und das gilt, da wir schon dabei sind, für eine ganze Menge meiner Freunde, die oft herzensgute Menschen waren und die leider der Sucht nicht widerstehen konnten.

WILLIMAN BURROUGHS

der Godfather der Junkies

Eine der goldenen Grundsätze von William S. Burroughs, dem Junkie-Veteran, lautete: „Nicht das Heroinfixen ist die Krankheit, sondern der Entzug. Wenn du immer nur sauberes Zeug schießt, kannst du hundert werden." Nun, er wurde immerhin 83 Jahre alt. Ich traf ihn 1987, da war er 73 und ‚alive and kickin'.

Es war gleichzeitig die Begegnung der Counterculture der sechziger mit der der achtziger Jahre. Gefeiert wurde das zwanzigjährige Jubiläum des „Summer of love" in San Franciscos Haight/Ashbury-Szene, dieser „be sure to wear some flowers in your hair"-Internationale. Das aber wurde ausgerechnet in Kansas gefeiert, weil der Chef, der „Duke", der Psychedelic-Marshall Burroughs hier unter den Fittichen seines Freundes und Liebhabers James Grauerholz clean wurde.

Und alle kamen. Allen Ginsberg, Marianne Faithfull, Ed Sanders („Charlie Manson und seine Strand-Buggy-Bande") und von den Jungen Jim Carroll („Basketball Diaries") Yello Biafra (The Dead Kennedys) und Keith Haring, der Graffiti-Künstler, der nicht lang danach an Aids starb. Schauplätze: die City Hall des Städtchens Lawrence, und die Farm, auf der Burroughs in diesen Jahren lebte. Als Nichtraucher. Mit dem Quatsch hatte er aufgehört, noch bevor er das Fixen eingestellt hatte

„Ein 39er Undercover-Revolver," nuschelt Burroughs, als er mir den Waffelgriff in die Hand drückt. „Gute Kanone. Begrenzte Reichweite, aber sie funktioniert immer." Die Sonne hat das Büffelgras rund um die Scheune längst braungebrannt.

Zwischen den Zielscheiben hockt, wie ein urgeschichtliches Insekt, eine rostige Kutschendeichsel. Der Waffe hängt kühl und schwer zwischen meinen Händen, eine hässliche Kröte aus Eisen, die sich aufbäumt, als ich abdrücke. Eine schlappe „Sechs“ am äußersten Scheibenring und zweimal ein „Plinnng“ an der Deichsel - der Rest verballert sich in die Prärie.

Ganz fern am Horizont frisst sich ein Mähdrescher durch Weizenfelder und erinnert daran, dass der Wilde Westen auch hier draußen vorbei ist, ein paar Kilometer außerhalb von Lawrence, Kansas, wo William S. Burroughs ein paar Freunde zu seiner täglichen Ballerei eingeladen hat. Heute sind mehr Besucher gekommen als sonst. Dichter, Rockmusiker, Künstler, ihre Frauen und Kinder. Diese Schießerei ist der Abschluss einer Party, die zwei Wochen gedauert hat.

Das »River City Reunion«-Festival: ein Familientreffen der Gegenkultur, ziemlich genau zwanzig Jahre nach jenem legendären „Summer of love“ 1967 in San Francisco, als Poeten und Musiker zu Schamanen wurden, denen eine ganze Generation folgte. Noch einmal brüllte in der „Liberty Hall“ von Lawrence der Poet John Giorno seine dunklen Hymnen aus Blut und Dreck.

Timothy Leary sprach über Bewusstseinsveränderung durch LSD, und er sah auch damals noch fantastisch aus, dieser schlohweiße Cäsarenkopf mit den strahlendblauen Augen. Michael McClure rezitierte Shelley-Gedichte, und Ed Sanders spielte mit der Underground-Band „The Fugs.“ Kerouacs Frau las Liebesbriefe ihres Mannes vor, und Marianne Faithfull sang von einer Liebe, die wie der Tod ist.

Der junge Jim Carroll aus New York stand wie ein bleicher Erzengel an der Bühnenrampe und schwelgte in seinen "Diaries," und Yello Biafra von den Politpunks „Dead Kennedys" agitierte gegen Zensur und Amerikas neue Prüderie. Zum Abschluss intonierte Allen Ginsberg, Burroughs ältester Freund, noch einmal seine Beat-Hymne "Howl": „Ich sah die besten Köpfe meine Generation / Zerstört vom Wahnsinn, ausgehungert, nackt ... „

William S. Burroughs, die „Eminenz", saß in der ersten Reihe, auf seinen Stock mit dem geschnitzten Kobrakopf gestützt, und schaute ins Leere wie immer - wach wie ein Besucher aus einer anderen Welt.

Alle, die Jungen und die Alten, erwiesen ihm ihre Referenz, denn ohne ihn gäbe es sie nicht. Er war der Erste und der Mutigste, darin waren sie sich einig. „Er hat sich am weitesten vorgewagt," sagte Carol, eine Bassistin aus New York.

Die Weinflaschen und die Joints kreisen am nächsten Mittag in der Scheune. Keith Haring, der New Yorker Graffiti-Künstler, sprüht ein verrücktes Strich-Männchen, und Carol trägt ein T-Shirt mit dem Spruch: „Fuck art, let's dance." Zur Hölle mit der Kunst, lasst uns Spaß haben, ein bisschen Tanz und Wahnsinn heute Nachmittag hier im Niemandsland, wo der Wilde Westen fast bis zum Horizont reicht, bis dahin, wo die Weizenfelder beginnen und die Kirchen und die Grenzen, die das saubere Amerika von seinen vergessenen Kindern trennen, den Künstlern und Schwulen, den Ausreißern und Verlierern der 60er, der 70er, der 80er Jahre.

Mit beiden Armen hält Burroughs seinen schweren 45er Colt. Sein braunes Army-Hemd knittert über der hageren Brust. Der weichkrempige Stetson taucht die kühlen, grauen Augen in Schatten. Pergament über hohen Wangenknochen, tief eingekerbt an den Nasenflügeln, zerknittert, uralte Reptilienhaut. „Natürlich ist die ‚Heckler & Koch' bequemer," nuschelt er im Tonfall eines alten Deputy-Sheriffs. Und dann zieht er durch. Ein ohrenbetäubender Knall. John Giorno läuft zur Scheibe und ruft: „Volltreffer!"

Burroughs Augen haben bei dem Schuss nicht einmal gezuckt. Es sind Augen, die vor Urzeiten einmal aufgerissen wurden, bis alle Wunder und Schrecken zu Asche verbrannt waren und nichts zurückblieb als dieser graue, reglose Blick. Mit diesen Augen hat er seine Frau angeschaut, bevor er sie erschoss, damals, vor fast einem halben Jahrhundert in Mexiko, auf dieser verhängnisvollen Party, als sie sich ein Cocktailglas auf den Scheitel stellte und er, reichlich angetrunken, den Wilhelm Tell geben sollte.

Diese Augen haben die Stricher in den Marokkanischen Cafes gemustert, sie haben die Dealer und Rezepteschreiber angefleht, und dann waren sie wie dunkle Scheiben, hinter denen ein verheerendes Feuer wütet. Und sie haben ins Nichts geschaut, in die ewige Leere jenseits der Korridore des Heroinentzugs, und da haben sie ihren endgültigen Ausdruck gefunden, wach, leidenschaftslos, versteinert. William S. Burroughs - ein Überlebender.

Er hat vierzig Jahre Heroinsucht überlebt - und die meisten seiner Freunde. Überlebt hat er sogar seinen Weltruhm, den er sich mit „Naked Lunch" erschrieben hatte: ein greller Alptraum aus Comic-Phantasien und Hieronymus-Bosch-Bildern, eine Höllenfahrt durch die Ängste und Horrorvisionen der Zivilisation und ihrer Sucht nach Geld, Macht und Sex, satirisch, pornographisch und ohne so etwas wie Struktur oder Handlung.

Man verglich ihn mit Jonathan Swift und nannte ihn den größten amerikanischen Schriftsteller des Jahrhunderts. Norman Mailer bewunderte die Schönheit des Buches, und John Updike schrieb, er müsse „Dinge erlebt haben, die jenseits unseres Fassungsvermögens liegen." Es folgten Romane wie „Nova Express," die die Rauschgiftwelten der LSD-Generation durchstreiften. Popgruppen wie „Steely Dan", „Soft Machine," „Naked Lunch" und „Dead Fingers Talk" borgten sich ihre Namen aus seinen Büchern.

William S. Burroughs, Mitglied der Amerikanischen Akademie für Dichtung, klappt die Trommel aus seinem Colt, schiebt neue Munition hinein und murmelt grimmig: „Mit Doc Holliday könnte ich es allemal noch aufnehmen." Und nach einer Pause: „Bei Wild Bill Hickok würde ich es nicht drauf ankommen lassen. War ein verdammt guter Schütze."

Er kann es noch mit einer ganzen Reihe von Leuten aufnehmen. Seine Bücher werden neu aufgelegt. Für seinen neuen Roman und ein paar Briefbände handelte sein New Yorker Agent Andrew Wylie einen 200.000-Dollar-Kontrakt aus. Und als Burroughs zum Abschluss des Festivals in der „Liberty Hall" aus neuen Texten las, klang das bissiger, frischer und viel unsentimentaler als alles, was vor ihm zu hören gewesen war. Seine Devise: „Du musst für alles bezahlen, und das ist nur fair."

Das gilt für die Literatur und für das Leben erst recht. Bejammert hat er seine eigenen Höllenfahrten nie; er hat über sie geschrieben, mehr in der Art, wie man Bericht erstattet, unterkühlt und präzise - so, als führe er Buch. Er blieb der Mathematiker der Ekstase, der Einstein des literarischen „Underground", ein kühler Forscher in den Galaxien der Lust und des Leidens. Noch in den Elendsquartieren von Tanger trug er Anzug, Hemd und Krawatte und wurde wegen seiner ausgesucht höflichen Manieren „Duke" genannt, Herzog.

Ein Leben als Reise: 1914 in Missouri geboren, studierte er Literatur, Archäologie und Ethnologie in Harvard und Medizin in Wien. Nach seiner Rückkehr in die USA schlug er sich als Barmixer, Privatdetektiv und Reporter durch, wurde 1944 zum ersten Mal wegen Morphiumbesitzes verurteilt und setzte sich nach Mexiko ab.

Er reiste nach Südamerika auf der Suche nach der halluzinogenen „Yage"-Wurzel, ließ sich für längere Zeit in Tanger nieder - und schrieb. Hier, in einem schmierigen, billigen Hotelzimmer, stöberten ihn Ginsberg und Kerouac auf, zwischen Stapeln von Notizen, die auf dem Boden verstreut lagen, dem Manuskript zu „Naked Lunch".

Das Rauschgift hatte ihn in den Klauen, und er verbrachte seine Tage damit, auf einem Stuhl zu sitzen, seine Füße anzustarren und zu warten, bis der Dealer kam. Von Tanger zog er nach Paris ins „Beat Hotel", bis er für neun lange, enorm bedrohliche Jahre in London untertauchte. Burroughs galt am Ende als verschollen. Doch er unterzog sich einer Apomorphin-Kur, ein letzter, verzweifelter Versuch, der tödlichen Umarmung der Drogen zu entrinnen.

Mitte der siebziger Jahre tauchte der „unsichtbare Mann", wie ihn die Pusher nannten, in New York auf. Er bezog seinen Bunker, den Waschraum eines leerstehenden YMCA-Gebäudes, und hielt Hof, zwischen weißen Kacheln und langen Reihen von Urinbecken. Als er Anfang der achtziger Jahre wieder für kurze Zeit an der Nadel hing, brachte ihn sein Freund James Grauerholz, ein ehemaliger Rockmusiker, nach Lawrence, Kansas.

Das Klima bekommt Burroughs. Das Leben im Redneck-Staat Kansas ist gesund. Hier kann er schießen, auf den Seen rudern und schreiben. Hier, in seinem kleinen Holzhäuschen mit Veranda und Garten, entstand sein Roman „Western Lands". Ein Alterswerk. Ruhig und abgeklärt wie der Stein der Sphinx. Es ist der Abschluss einer Trilogie. Wie alle seine Bücher ist auch dieses ein Reisebericht, eine Odyssee voller Abenteuer.

All die Masken und Helden seiner Privatmythologie defilieren noch einmal vorbei, neben Revolverheld Jim Carson tauchen Offiziere der deutschen Wehrmacht auf, morphiumsüchtig unter Artilleriebeschuss, versteht sich. Da sind die Agenten und Controller, die Politiker und Manipulateure, und der Gespensteraufzug bewegt sich wie ein Tanz, der bei den Pharaonen beginnt, ins zerbombte Berlin führt und im Wilden Westen noch längst nicht endet.

„Western Lands" ist William S. Burroughs' großes Totenbuch.

Hier, in seinem Häuschen, scheint er sich auf einen geheimen Ernstfall vorzubereiten. Eine doppelläufige Flinte steht in der Ecke, auf dem Regal ein großes Buschmesser und

Stapel des amerikanischen „Survival"-Magazins, mit Artikeln über Schlangenbisse, Erste Hilfe, Hüttenbau. „Eines der wenigen Magazine," sagt er, „das wirklich nützliche Informationen enthält." Ob ich mich an den Flugzeugabsturz in den Anden erinnere? Wo es unter den Überlebenden zu Kannibalismus kam? „Sie hätten nur dem nächsten Fluss folgen müssen, talwärts, diese Trottel."

Katzen schnüren über die zertretenen Dielenbretter, Katzen schwimmen in großen bunten Kissen auf dem Boden, Katzen sonnen sich auf der Durchreiche zur Küche. Er hat acht davon, ständig kommen neue hinzu. Im Fall einer nuklearen Katastrophe, sagt er, würde er sich, um Katzenfutter zu holen, den Weg zum nächsten Supermarkt freischießen. Die einzige Organisation, die er finanziell unterstützt, ist der Verein zur Rettung bedrohter Tierarten.

Menschen sind für ihn ersetzbar. Liebe? Ein Märchen, eine Fiktion, ein Zustand von Geisteskrankheit. Man schaue sich nur Shakespeares „Romeo und Julia" an. Sex? Nun gut, eine Notwendigkeit und oft eine fürchterliche Falle. Und was die Fortpflanzung angehe: Man habe schon sehr vielversprechende Experimente mit Fröschen gemacht, in Laboratorien geklont, ein Exemplar wie das andere.

So leidenschaftslos und sachlich und ohne Illusionen spricht er darüber, wie einer, der weiß, dass die Reise zu Ende ist, seine eigene wie die der Menschheit. Die Lösung? „Eine Mutation. Der Sprung aus Raum und Zeit."

Immer wieder schiebt er sich während unseres Gesprächs aus einem zerschlissenen Sessel und geht zur Wand hinüber, wo zerschossene und gesplitterte Bretter mit bunten Farbspritzern an den Einschusslöchern stehen, die er mit Bedacht umstellt, wie im Park ein Schachspieler seine Figuren - auf der Suche nach der einen, entscheidenden Kombination. Kürzlich wurden seine Bretter in New York ausgehängt. Ein Zufall, wie so oft in Burroughs' Schaffen, stand Pate. Eine der Konservenbüchsen, auf die er an seinem Schießstand ballerte, war mit Farbe gefüllt. Sie explodierte in einem wunderschönen Stern.

Seitdem bindet er Farbdosen auf die Bretter, klebt Bilder aus Zeitungen mit drauf, Reagan oder Lady Di oder Papst Johannes Paul. Danach kommt es nicht mehr auf Inspiration an, sondern auf eine ruhige Hand und ein sicheres Auge. Den Rest besorgt die Durchschlagskraft der Projektile seiner rund dreißig Gewehre und Handfeuerwaffen. „Das hier heißt ‚Reagan mit blauer Farbe'. Schauen Sie sich die Gitter an, die die Kugel herausgebrochen hat!"

Ein kalkulierter Zufall, wie seine „Cut-up"-Methode, mit der er Texte zerschneidet und neu zusammensetzt, um andere Lesarten zu ermöglichen. Kaum ein zeitgenössischer Schriftsteller hat sich so ausgiebig mit Wissenschaften wie Kybernetik oder Biogenetik auseinandergesetzt, keiner hat so hartnäckig versucht, Ergebnisse der Forschung in neue Modelle des Schreibens umzusetzen. Von den vielen Rollen, die er in seinem Leben gespielt hat, ist das vielleicht die ausdauerndste: der Dichter als Wissenschaftler oder als Alchimist, der in manchmal lebensgefährlichen Selbstversuchen nach Welten jenseits der Wahrnehmungsgrenze forscht.

Würde William S. Burroughs sein Leben noch einmal leben wollen? Noch einmal alles genauso machen? „Natürlich nicht. Und jeder, der das behauptet, lügt. Keiner würde das.

Jeden Tag macht man irgendwelche Fehler, die man beim zweiten Durchgang vermeiden würde." Und natürlich wäre man Milliardär, weil man die Aktienkurse kennt. Eine Aussicht, die ihn nicht sonderlich reizt.

„Diese Sucht nach Geld ist wohl das Übelste, was es gibt. Geld, Macht, Erfolg, das ist fürchterlich dumm und phantasielos. Meistens sind solche Typen bösartig." Er kann sie wundervoll imitieren, diese Typen. Etwa seine Präsidentennummer: Mit traurigem Buster-Keaton-Gesicht und näselnder Stimme befiehlt er den Bombenabwurf.

Auch Bankleute und CIA-Agenten hat er im Repertoire. Doch Präsidenten liegen ihm am besten. „Arme Schweine meistens. Pompöse Charaktermasken, die wie Marionetten von den Leuten abhängen, die ihnen den Weg zur Macht gekauft haben. Kennedy hat versucht, sich aus diesen Abhängigkeiten zu lösen. Sie wissen, was mit ihm passiert ist."

Jane, die große Angorakatze in seinem Arm, die sich bisher huldvoll hat streicheln lassen und ab und zu gnädig schnurrte, wird unruhig. „Essenszeit." Burroughs schlurft in die Küche, gefolgt von einer Prozession von Katzen, die sich an seine Beine schmiegen. Er murmelt vor sich hin, öffnet Schränke, klappert mit Schüsseln und Dosen.

Schräg fällt die Sonne durch das Fliegengitter der Verandatür, wirft ihr Netz über einen runden wackeligen Tisch, auf dem eine uralte, mechanische Schreibmaschine steht. Ein Bogen ist eingespannt. „Überwältigende Langeweile und Niedergeschlagenheit. Um fünf Uhr ein Drink in einem Zimmer mit Holzwänden ..." Alle Buchstaben sind groß geschrieben. Und alle haben, wegen eines Farbbandfehlers, rote Füße, als stünden sie in Pfützen aus Blut.

Nachdem er die Katzen versorgt hat und mit einem Drink in die Wohnstube zurückkehrt, spreche ich ihn an auf den Tod seiner Frau Joan. Sein Gesicht wird eine Spur grauer, müder. Niemals wäre er Schriftsteller geworden, sagt er leise, wenn dieses grauenvolle Unglück nicht passiert wäre. Jahrelang kehrte es in seinen Träumen wieder. Wie in Trance sei der Tag verlaufen, der dem tragischen Abend voranging, und alle Mitspieler hätten sich bewegt wie unter hypnotischem Zwang. Schreiben wurde eine Art Schutz gegen die Erinnyen, die Rachedämonen, die ihn verfolgten. Schreiben - kein Beruf, sondern Notwehr.

Doch auch dieses Abenteuer, das der Literatur, scheint für Burroughs überstanden zu sein. Viel wird er nicht mehr schreiben. „Western Lands“ ist ein Schlussstein.

Die Sonne hängt als blutroter Lampion über den Weizenfeldern. Seine Freunde sind wieder nach New York zurückgekehrt, nach London und San Francisco. Einige davon hat er vielleicht zum letzten Mal gesehen. Wie Schemen streichen die Katzen durch das Zimmer, die Schatten in den Ecken wachsen, und mit ihnen wächst die Stille. Das Gesicht des Mannes neben mir wird fahl und durchsichtig. Es hat den milden Ausdruck eines Mannes, der lange auf einen Besucher gewartet hat und nun weiß, dass er bald kommen wird.

Burroughs sammelt letzte Worte. Die schönsten, murmelt er, sind die von Billy the Kid. Billy trat in dieses dunkle Zimmer, in dem Pat Garret, der Sheriff, auf ihn wartete. Billy sah einen Schatten und rief „Quién es?,“ Pat Garret erkannte die Stimme und erschoss ihn. „Dieses „Quién es?“

war sein Tod,“ sagt Burroughs.

Quién es? heißt: Wer ist da?

MARIHUANA IN HOLLYWOOD

und Knast in Arizona

Ziemlich begeistert war ich im neuen Jahrtausend vom Umdenken in der Drogenpolitik – zumindest, was Marihuana angeht. In Kalifornien – und nicht nur dort – waren schon vor Längerem Gesetze verabschiedet, die Marihuana als Medikation zuließen, Weed auf Rezept also. Bevor es nun ganz freigegeben und wirklich und wahrhaftig legalisiert war, wollte ich die Arzt-Nummer ausprobieren. Ich tat es während einer Reportage über kalifornische Waldbrände und meinen journalistischen (und religiösen) Helden, den Konvertiten Gilbert K. Chesterton.

Los Angeles – ein Glutofen. Ich quartierte mich in dem ranzigen „Hollywood Hotel" an der Vermont Avenue ein, Koreanerviertel, Wettbüros, Wäschereien. Verbrannte Erde neben der Stadtautobahn. Die Dürre war schnell besprochen mit dem Chef der Wasserversorgung in Downtown. Freizeit. Nach einer Nudelsuppe beim Kambodschaner, unter einer Filzmalerei des geheimnisvollen Angkor Wat bei Vollmond und schimmerndem Teich (Wasser!), spüre ich Schmerzen in der rechten Schulter. Es ist immer die rechte, ich finde, sie benötigt dringend einen Cannabis-Doktor. Gleich mit der Pot-Recherche beginnen – man muss als Reporter vollen Einsatz zeigen!

Google bietet einen auf der La Brea/Ecke Sunset Boulevard. Er hat seine Praxis im elften Stock eines dunkel verglasten Hochhauses. Doktor Darcey ist ein freundlicher Enddreißiger mit Kinnbart, der mich fragt, ob die Schmerzen chronisch seien, was ich guten Gewissens bejahen kann. Er lässt mich zweimal tief einatmen, blickt mich alsbald sorgenvoll an, woraufhin er nickend bestätigt: Klarer Fall, hier hilft nur noch ein Joint! Seine Sekretärin entnimmt meinen Reisepass die Daten, notiert sie sich – und kurz darauf erhalte ich das Rezept! Ein Rezept, das mich mit diesem aufgeklebten, höchst offiziellen Goldsiegel an die „Declaration of Independence“ gemahnt – so feierlich wird mir da zumute! – Ein Joint auf Rezept! Im Land der unbegrenzen Möglichkeiten! O ja – von Amerika lernen heißt siegen lernen!

Darcey gibt mir eine Adresse auf der Melrose Avenue und schreibt das Kennwort dazu: ‚happy face'. „Dann kriegen Sie noch was Nettes drauf.“

Besagte Marihuana-Apotheke wird gekrönt von einer Mauermalerei des Elefanten-Gottes Ganesha, der seine Rüssel über der Schaufensterauslage ausbreitet, Indienkram und Sneakers auf Sand hinterm Glas. „Open“ steht auf dem Neonschild. Klingeln, eine Luke öffnet sich, ich wedele mit meiner Unabhängigkeitserklärung. Der Zerberus drückt auf den Summer und lässt mich ein.

Zerberus ist ein gemütlicher Hells Angel. Er trägt Jeansjacke, kräftige tätowierte Oberarme, Ringe in Augenbrauen, Nase, Ohren. Ebenfalls Metall im Gesicht trägt die Apothekerin hinter dem Tresen. Kompetente Beratung, ein Dutzend verschiedene Sorten. Ich lasse mir Zigaretten drehen, irgendwas gegen Schmerzen in der Schulter und dann noch was gegen schlechte Laune. Sie haben alles, dazu noch Brownies und Fruchtsaft in drei verschiedenen Sorten.

Hollywood steckt plötzlich voller Absurditäten. In der Melrose eine gigantische Lenin-Büste aus Chrom, auf der Hirnschale ein kleiner balancierender Außerirdischer. Auf einem Billboard ein riesiges Marihuanablatt. Es wirbt für die TV-Serie „Weeds“. Vor dem Sonycenter auf dem Hollywood Boulevard patrouillieren Spiderman und Darth Vader. Kinder planschen im Wasserspiel. Ich beschließe, meine alte Freundin und Mitarbeiterin Frances im Mulholland Drive zu besuchen.

Mittlerweile ist die weiße Sonne, das Biest, weitergezogen, das Licht wechselt, es sieht aus, als hätte ein barmherziger Riese rosa Wundpulver auf die rissigen Flanken der Hollywood Hills geworfen.

Frances ist schon im Aufbruch zu einem Presse-Screening des neuen „Mission Impossible", „komm doch mit", sagt sie. Ein bisschen Zeit ist aber noch, wir sitzen an ihrem Pool, ihre Nachbarn hier oben sind Jessica Biel und Jack Nicholson, Los Angeles versinkt weit hinten in goldenem Dunst. Ich erzähle ihr von meinem bevorstehenden Trip nach San Antonio, wo die "American Chesterton Society" ihr Jahrestreffen abhält.

„Chesterton ist mit 62 gestorben", sage ich. „Ein Jahr älter als ich."

„Wer ist Chesterton?"

„Ein Heiliger. Ein Journalist!"

„Ja, was jetzt? Beides geht nicht." Sie lacht.

„Doch, in seinem Falle schon."

Am nächsten Tag nach Las Vegas, Amerikas Disneyland für Erwachsene, Sin City und Karrieresprungbrett, schließlich spielt mit Donald Trump ein Kasinobesitzer mit im Rennen um die US-Präsidentschaft.

Auf dem Highway durch die Wüste, unlängst hat es hier gebrannt. Kurzer Ehren-Stopp in Barstow, mit dem Hunter S.

Thompsons legendäre Gonzo-Reportage „Angst und Schrecken in Las Vegas“ einsetzt. „We were somewhere around Barstow on the edge of the desert when the drugs began to take hold“, Irrsinns-Reportage über den amerikanischen Albtraum. Milde Abendsonne.

Um Mitternacht dann Las Vegas.

Ich steige im „Flamingo“ ab, das Thompson und sein Anwalt verwüstet haben und das in den letzten 20 Jahren nicht renoviert wurde. An einem einarmigen Banditen mit den Rolling Stones als Konsolenmotto arbeitet sich eine Dicke im Trägerhemd ab, morgens um neun, nachmittags dann die Rentnerin, einsam im Raum für Pferdewetten, die Spieler im Abendrummel, die zwischen den Tischen schnüren, kurz beim Black Jack verlieren, dann bei den Würflern setzen und danach beim Roulette ihren Einsatz verdoppeln, weiter, immer weiter hetzen, dem Glück hinterher.

Fahrstuhlgespräch zwischen zwei Ehefrauen.

„Ich hab ihm natürlich das Geld abgenommen, soll er doch sehen, wo er bleibt!“

„Hast du den Schlüssel zum Zimmer?“

„Aber sicher.“

„Gut, ohne Geld kann er nicht weitermachen.“

Abends hinein ins Vergnügen, und zwar dahin, wo alles begonnen hat, mit dem Gold Nugget und den Four Queens, runter in die Downtown, in die Freemont Street mit ihren Goldströmen aus Tausenden Glühbirnen, Kaskaden aus Licht, nicht gerade EU-Norm, aber billig und so viel netter als die sterilen Kästen der Superkasinos.

Irgendwann zurück zum Hotel, 20-Dollar-Schein aus der Hosentasche fürs Taxi und oben im Zimmer mal die Fotos anschauen, Griff in die Tasche..., Griff ins Leere. Weg sind iPhone und Portemonnaie. Weg sind Geld, Personalausweis, Kreditkarten, Führerschein, Springer-Hausausweis, Barmer Ersatzkasse... Ich Idiot, Idiot, Idiot. Man nimmt doch nicht alle Kreditkarten mit. Idiot, Idiot, Idiot.

Nachdem ich mich weitere dreißig Minuten beschimpft habe, nun die Frage: Was würde Chestertons Father Brown jetzt tun? Wer ist der Dieb, wer hat sich verdächtig gemacht? Hm, schätzungsweise 5000 Leute im Laufe des Abends. Also, das führt erst mal zu nichts. Aber es gibt Chestertons großes Trostwort: „Inconvenience is only an adventure wrongly considered." Eine Unannehmlichkeit ist nur ein Abenteuer, das man falsch verstanden hat.

Hosentaschenkassensturz: 180 Dollar. Jetzt nachdenken, messerscharf. Die Hotelrechnung war von Deutschland aus bezahlt. Allerdings ohne Zusatzkosten wie Telefon. Genau rechnen. Zehn Dollar drauf. Ich habe Freunde in Arizona. Eine Tankfüllung müsste reichen, 50 Dollar dafür. 15 Dollar für ein Frühstück bei „Denny's". 50 Dollar für ein Handy mit Prepaid-Card und noch ein kleiner Puffer.

Ab nach Arizona! Eine Gegend, wie in Afghanistan kurz hinter Kabul – Berge so braun und kupferrot wie geballte Fäuste. Das Wasserreservoir Lake Mead, ein stark abgesunkener Wasserpegel, umgeben von Bergflanken wie senfgelben Löwentatzen, die in diese Restpfütze greifen wie ein Rudel, das sich knurrend streitet um den letzten Schluck

Wasser.

Dann Prärielandschaft, Dornbuschgegend, die niedrigen weißen Wolken ziehen in Flugformation mit und werfen ihre fliehenden Schatten über die sanften Hügel.

Nach zwei Tagen auf Gundolfs Ranch am Canyon mache ich mich auf den Weg nach Santa Fe, um von dort nach Denver, Colorado zu gelangen, ins Paradies der Kiffer. Ich muss mich beeilen.

Nachdem ich mich auf der Interstate 40 rund fünfzehn Minuten lang beeilt habe, taucht in meinem Rückspiegel ein Polizeiauto auf. Shit. Shiiiiiit! Halt am Straßengraben. Es nähert sich einer dieser Bullen aus „Breaking Bad“: kahl rasiert, verspiegelte Sonnenbrille, beleibt, Mord im Blick. „You’re going to jail for this“, blafft er, als ich auf der Kühlerhaube liege, schon reißt er mir die Arme nach hinten, um mir Handschellen anzulegen. Ich denke noch: Wenn der mir die Schulter ausgerenkt hat, dann kann der aber was erleben!

Er stößt mich auf die Rückbank eines vergitterten Autos, das hinter ihm gehalten hat. Nach einer Endlosigkeit in brütender Hitze kommt ein dünner Langer, schaut durchs Fenster und sagt: „Du schwitzt ja“, und grinst. Ich bade in Schweiß, Blut staut sich in den Handgelenken. Vorne in meinem unauffälligen grauen VW Jetta haben sie offenbar etwas gefunden. Den Rest eines Joints. „Ich habe ein Rezept dafür“, sage ich, „es ist in der Aktentasche im Kofferraum.“ Scheint sie nicht zu interessieren, nicht die Bohne.

Sie bringen mich ins Navajo County Detention Center in Holbrook, fieser flacher Kasten, modern, Stacheldraht auf dem äußeren Zaun, ich sitze auf der Betonbank in der Aufnahme. Ich verlange, dass der deutsche Generalkonsul in Phoenix benachrichtigt wird.

Ich habe ein REZEPT.

Ich werde in die „holding cell“ gestoßen, ein gekacheltes Terrarium mit vier fast zahnlosen Navajo-Indianern. Im angeschraubten Fernseher unter der Decke läuft „Der Pate“, zweiter Teil, gerade die Szene, in der Michael Corleones Domizil am See unter Feuer genommen wird. Ein „inspirational movie“ denke ich mir, nicht schlecht, Gangsterfilm im Knast. Einer der Indianer, stoisch im Schneidersitz in diesem Maschinengewehrgeballer, zittert, weil der kalte Alkoholentzug in ihm wühlt. Er sieht aus wie der Riese aus „Einer flog übers Kuckucksnest“.

Telefonieren? „Später“, blafft ein übergewichtiger Sergeant, den ich in den folgenden Stunden Tonne nenne. Seine Begleitung, Officer McCullum, ist das Fass. Beide sind von solch wabbelndem Umfang, dass da der ganze Christbaumschmuck, den ein Cop so am Gürtel trägt, Platz hat: Schlagstock, Taser, Dienstwaffe, Taschenlampe, Handschellen, Schlüssel sowie zwei bis acht Schrumpfköpfe von erwiesenen Verkehrssündern.

Dann geht es in die Anprobe. Klamotten runter, alles, Tonne zieht sich Plastikhandschuhe an, und dann brüllt er „bücken“, alles in mir brüllt NEIN! Danach der mugshot, das Sträflingsfoto, das mit Angaben zu Größe und Gewicht auf einem Plastikband über meinem linken Handgelenk zugeknüpft wird. Ich erschrecke, als ich mein Gewicht lese. Nun gut, amerikanische Pfund. Die orangefarbenen Hosen und Hemden gibt es in zwei Versionen: klein oder groß. Verdammt – zum zweiten Mal in meinem Leben lande ich hinter Gittern. Das erste Mal war es in Indien, aber da war ich erst zarte Zwanzig. Mittlerweile ist vierzig Jahre später; habe ich denn nichts dazugelernt? Ich hab einfach Pech, Pech, Pech – mein Leben lang.

Gegen zwei Uhr nachts werde ich in Block C in die Zelle gebracht.

Am Morgen um sieben Uhr: Appell. Betten gemacht, mein Zellennachbar zeigt mir wie. Militärisch. Glatt. Karton aufgeräumt ans Fußende. Vor der Zelle stehen, Hände an der nicht vorhanden Hosennaht und „Yesssir" brüllen. Dann warte ich draußen, während Dustin, mein Zellennachbar, sein Klogeschäft erledigt.

Keiner hier mag glauben, dass ich wegen Geschwindigkeitsübertretung eingebuchtet wurde. Alle sagen: Arizonas Bullen sind Sadisten, die allerschlimmsten, allerfiesesten. Wegelagerer! „Schreib das." Ich verspreche es ihnen, denn sie haben recht. Holbrook lebt von diesem Knast hier am Rande des Reservats, Gefängnisse in privater Hand müssen fünfundneunzig Prozent Belegung aufweisen, von hier aus werden sie beliefert, ich stelle mir das Städtchen korrupt vor, wie das in Dashiell Hammetts „Rote Ernte", eine ganze Industrie aus Anwälten, Auto-Abschleppern, Bondsmen lebt von diesem Knast, die Interstate 40 ist die Hauptschmuggelroute von Tucson in den Norden.

Dustin erzählt mir seine Geschichte. Er hat versucht, na ja, also Pilze zu züchten. Man hat Gerätschaften bei ihm gefunden, aber keine Psychopilze! Allerdings, sagt er, saß er schon mal fünf Jahre wegen Crystal Meth, also wird er es schwer haben, den Richter davon zu überzeugen, dass er harmlose Pilzforschung zu seinem Hobby gemacht hat. Dustin ist ein absolut cooler, abgefuckter, friedlicher Kerl, gerade 48, wird Zeit, sagt er, „dass ich mein Leben auf die Reihe kriege".

Er hat eine Freundin oben in New Pine Creek, da, wo die Wälder beginnen, wo es kühl ist und schattig, wo es Bäche gibt und man im Wald leben kann, ohne dass einen jemand stört. Der wilde, rohe amerikanische Einzelgängertraum. Dustin hat ein Kreuz an die Pritschendecke über ihm befestigt, ein selbst geflochtenes. Glaubt er? „You bet", sagt er. Er betet morgens und abends, ausdauernd, was bleibt ihm übrig, sagt er. Was ist, wenn es keinen Gott gibt? „If there is no god, I'm really fucked."

Schließlich werde ich dem Richter vorgeführt. Der Richter ist eine Frau. Das Ganze findet per Videoübertragung statt.

„Possession of Marihuana", sagt die Richterin.

„But Judge, with all due respect, da war nur der kleine Rest eines Joints, und im Übrigen habe ich ein Rezept dafür." Das ist gültig für alle Bundesstaaten, die Medical Marihuana erlauben, und Arizona gehört dazu.

„Von einem Rezept steht hier nichts." Sie mag die ganze Idee dieser Rezepte nicht.

„Ich hab den Bul... dem Sheriff gesagt, es ist in meiner Aktentasche, im Kofferraum."

„Nun, ich hab es nicht vorliegen."

Haben diese miesen Typen das wichtige Beweisstück unterschlagen!

„Ich muss hier raus, Judge, ich bin auf dem Weg nach San Antonio, um an einer Konferenz über Chesterton teilzunehmen.

„Wer ist Chesterton?“

„Ein Autor“, sage ich, „ein religiöser Autor.“

Die Erwähnung von Religion scheint sie milder zu stimmen.

„Es fängt übermorgen an und dauert drei Tage, ich muss da unbedingt hin“, sage ich. „Ich bin Journalist“, füge ich hinzu. „Und nebenher recherchiere ich über die Praxis der Legalisierung von Marihuana. Viele in Deutschland, besonders die Polizei und Richter, plädieren mittlerweile dafür. Amerika ist da den Deutschen weit voraus.“

Ihre Mundwinkel fallen wieder nach unten. „Gut“, sagt sie kalt, „die Kaution beträgt 5000 Dollar. Die Hauptverhandlung setze ich dann ... (sie blättert) ... auf Freitag übernächster Woche an.“

Meine Navajos und Dustin hatten gewettet, dass ich mit einem Klaps auf die Hand sofort entlassen würde. Wo krieg ich jetzt 5000 her? Ich brauche die Festnetznummer von Gundolf. Aber er ist nicht gelistet. Im Kopf hab ich sie nicht, alles ist in meinem iPhone gespeichert, mit dem irgendein Dieb in Las Vegas herumspielt. Die einzige Nummer, die ich auswendig kenne, ist die meiner Frau. Dustin ruft Julie an, eine Bondsfrau aus Pine Creek, eine alte Bekannte, ihre Nummer steht unter anderen auf einer Liste neben dem Telefon. Sie wird in Hamburg anrufen.

Meine Frau, die beste Ehefrau der Welt, erzählt mir später, dass sie beim Abendessen saß mit meinem Sohn, als diese Amerikanerin anrief und ihr sagte, dass ich im Knast sei. Sie fand's nicht komisch.

Noch mittags wird die Kaution hinterlegt. Abends werde ich in die immer noch kochende Hitze entlassen, Gundolfs Familie holt mich ab. Zum Abschied klappern die Navajos mit ihrem Geschirr. „Zeig's ihnen", sagt Dustin.

Den Vergleich zum Knast in Amritsar vor vierzig Jahren allerdings kann der hier nicht entfernt bestehen, schon in spiritueller Hinsicht, auch wenn mir einer der Navahos sein Totemtier zeichnet, einen Hirsch.

Nachts stehe ich mit Gundolf auf seiner Veranda und schaue in die Tiefe des Nachthimmels, hinauf zu den Myriaden von Sternen. Es soll die Nacht der Sternschnuppen sein, die Nacht der Wünsche. Mein Freund glaubt, metaphysisch gesprochen, an gar nichts. Er glaubt an den technologischen Fortschritt. Nichts, was unsere Freundschaft erschüttert. Wir respektieren uns so, wie sich der religiöse Chesterton und der kämpferische Atheist Bernard Shaw respektiert haben.

„Du meinst also, wir hier, auf unserem Klumpen, der durchs All rast, sind unter den Trilliarden von andern Sternen von irgendwelcher Bedeutung?"

„Ja", sage ich „jeder Einzelne von uns ist gemeint." So ganz sicher bin ich mir nach den Ereignissen der letzten Tage allerdings nicht.

AUGUSTINUS

und der Abschied vom Laster

Zwei Wochen nach Erscheinen meines Knastabenteuers in Arizona in der WELT, dem meine Leser begeistert applaudiert hatten, wurde mir dort fristlos gekündigt – von einem geföhnten, stümperhaften Herausgeber (der mittlerweile selber gefeuert wurde, weil er ein kostspieliges start up in den Sand gesetzt hatte) und einem ebenfalls geföhnten Chefredakteur, der mittlerweile Geschäftsführer ist.

Kündigungsgrund war eine krude konstruierte Anschuldigung, ein Lügengebilde in der Art, dass ich den geföhnten Herausgeber, den geföhnten Chefredakteur sowie den ebenfalls lebenslang geföhnten (und mittlerweile wegen eines Sex-Skandals gefeuerten Chefredakteur der Bild) als „Arschloch" tituliert hätte.

Ohne Zweifel habe ich dergleichen gedacht und denke es noch immer, denn nämliche Herren hatten auf facebook gegen mich gehetzt; alle hatten mehr oder weniger öffentlich für meinen Rausschmiss hyperventiliert – ihm entgegen gehechelt, nur weil ich ein missverständliches Smiley falsch gesetzt hatte. Den Anlass lieferte die hinterhältige Mediennudel Stefan Niggemeier, der die Sache skandalisiert hatte und der sich seinerseits für eine Tirade rächte, in der ich ihn als gehässigen Schwulenaktivisten vorgeführt hatte. Betriebsnudelei eben.

Also – ja: Arschloch, gedacht hatte ich dasa – nicht nur einmal. (Denn wie anders als „Arschloch" soll man über ein Arschloch denken, was sich wie ein Arschloch verhält?) Aber eben nicht gesagt; schließlich sind die Gedanken ja wohl noch immer frei! Und die Nachrichtenseiten, Zeitungen und Mediendienste, die ebendiese Falschbehauptung des Hauses Springer ungeprüft übernommen hatten, haben nach entsprechenden Einstweiligen Verfügungen alle mittlerweile hoch und heiligst erklärt, dass sie dergleichen nie wieder behaupten würden wollen / sollen / dürfen.

Aber sie haben mich ausgezahlt – und gut is. Sogar sehr gut! Denn wie sehr genieße ich es nun, genau das zu schreiben, was ich will und wie ich will und wo ich will – ohne irgendeinem überängstlichen Betriebsheini Rechenschaft darüber ablegen zu müssen. Ich bin frei – und das fühlt sich verdammt gut an!

Und da fällt mir Platon Karatajew ein, der einfache, alte Soldat aus Tolstois „Krieg und Frieden", der gemeinsam mit dem leidenden Piere Besuchow in Moskau in die Kriegsgefangenschaft der Franzosen gerät.

Der Alte tröstet Pierre. Er erzählt ihm von den Fehlschlägen seines Lebens und von seinen Widersachern und er zieht die Bilanz: „Siehst Du, mein Falke, sie gedachten es böse mit mir zu machen und doch gereichte es mir zum Glück". So ist es für mich gekommen – es hat sich alles zum Guten gewendet.

Dieser Karatajew übrigens betet zur Nacht: „So. Lieber Gott, lass mich jetzt schlafen wie tot und morgen frisch sein wie neugebacken Brot". Und es klappt. Beneidenswert. Übrigens raucht keiner von den beiden, nur eben Moskau; das brennt. Womit wir wieder beim Thema wären – dem Rauchen und dem Laster.

Im elften Kapitel des vierten Buches seiner „Bekenntnisse", diesem unfassbar schönen und intimen Zwiegespräch mit Gott, dieser ersten großen Autobiografie des Abendlandes, schaut Augustinus auf die Zeit seiner frühen Kämpfe mit dem Laster zurück.

Er diskutiert die Sache mit kühler Logik, schließlich hat er mit Ciceros scharfsinnigen Schriften das Philosophieren gelernt (die Griechen mochte er nicht). Und was die Süchte und das Laster angeht – schließlich möchte man ja auch nichts verpassen im Leben, nicht wahr? (Grab all the kicks, you can, babe – you only make this scene once!) Das war schon in der Spätantike so.

„Das Leben ist voll Elends, die Stunde des Todes ungewiss. Wenn er uns plötzlich überschliche, wie müssten wir aus diesem Leben scheiden? Wo könnten wir erlernen, was wir hier vernachlässigt haben?“

Und er fragt die Frage aller Fragen: „Wie, wenn der Tod all unser Streben mit dem Bewusstsein abschnitte und endigte?“ Ja, ausgerechnet Augustinus von Hippo, der dunkelhäutige Kirchenvater aus dem Gebiet des heutigen Tunesien, fragt sich, was wäre, wenn es kein Leben nach dem Tod gäbe?

Es muss was dran sein am Christentum, ruft er sich dann aber zur Ordnung – sich und uns mit dem einsichtigen Argument: wenn sich ein Glaube in dieser Schnelligkeit verbreitet, so muss es sich um die Wahrheit handeln.

„Es ist etwas – und nicht zwecklos, dass ein so außerordentlich hohes Ansehen des christlichen Glaubens sich über den ganzen Erdkreis verbreitet. Nimmermehr würde Gott so Großes und Mächtiges für uns vollbringen, wenn mit dem Tode des Körpers auch das Leben der Seele sich endigte.“

Woraufhin er, in diesem sokratischen Dialog mit sich selber, einwirft (weiß er doch um die menschliche Schwäche wie kaum einer sonst): „Doch warte: denn auch die Dinge dieser Welt haben ihren Reiz und gewähren süßen Genuss; nicht leicht ist es, das Trachten nach ihnen aufzugeben…“ und so wendet er hin und her, und alles auf der Grundlage seines Glaubens, den er überhaupt die Grundlage aller Erkenntnis heißt: Credo ut intellegere – ich glaube, um zu erkennen.

Damit ist das platonische Programm gemeint, das davon ausgeht, dass wir die Wirklichkeit gar nicht erkennen können ohne den Glauben – sondern nur eine Abspiegelung, ein Schattenspiel, nur einen Widerschein des göttlichen Ursprungs, des Geistes.

Wenn sich also der große Kirchenvater und Glaubenslehrer in seinen späten Jahren seiner Laster und Irrtümer erinnert, so nimmt er sie durchaus ernst. Er erkennt ihre Qualität und schmälert ihren Genuss in keiner Weise. Er nimmt sie ernst als Quelle der Freude. Er meinte damit vor allem seine sexuellen Freuden, denn er war gern gesehener Gast in den Freudenhäusern und Spelunken Mailands, wo es mit Sicherheit nicht unlustig zuging.

Eines aber hat er immer wieder abgelehnt und schonungslos verurteilt, weil es von sich aus überhaupt keine Freude bereitet: das Rauchen von Zigaretten.

Ich weiß jetzt nicht genau, wo ich diese Stelle gelesen habe. Ob es in den zweiundzwanzig Büchern der Betrachtungen über den Gottesstaat war (de civitate dei) oder in den fünfzehn Büchern über die Dreifaltigkeit (de trinitate), in den Betrachtungen über das Glück (de beata vita) oder, wahrscheinlicher, über den freien Willen (de libero arbitrio) – irgendwo muss es stehen, sonst würde ich es ja nicht erinnern.

Bei der Gelegenheit noch ein Rat an die Jugend: Vergesst Chinesisch und lernt Latein, denn das ist die Sprache, auf die es in Zukunft ankommen wird, wenn sich die Abendländer in ihren Katakomben treffen und ohne Angst vor Überwachung kommunizieren wollen, denn das Lateinische in seiner Logik ist das entfernte Extrem zur Bilderschrift der Asiaten, doch dazu vielleicht in einem nächsten Buch, ja eventuell in einem chinesischen Verlag für einen Markt von 1,2 Milliarden Lesern, um es mal kaufmännisch sinnvoll anzugehen.

Aber zurück zum Thema: Meine „Smoke free" app spielte mir in diesem aufregenden Corona-Zeiten ab Ende Herbst 2019, meiner letzten Zigarette, regelmäßige Gedenktage zu, also vier Tage, hundert Stunden, eine Woche, tausend Stunden, die jeweils Anlässe zu ausgelassenem Jubel boten, der auf FB von meinen Freunden ausbrach, wenn ich zum Beispiel posten konnte: Seit zwei Monaten rauchfrei. Das ist das Nette dort, diese Bereitschaft, sich gegenseitig anzufeuern – ohne Feuerzeug oder Streichhölzer!

In der Klinik hatte ich zwar erfahren, dass man nicht alles aufessen muss, was auf dem Teller ist, sondern es sehr wohl auch liegen lassen darf, wenn man satt ist. Und doch war ich nun mal so erzogen worden; da sind derart frühkindlich verinnerlichte Verhaltensweisen nur schwer zu überwinden. Mehr!

Also auf in die fetten Tage um Weihnachten! Wie gewohnt briet ich da für Freunde meine obligatorische Weihnachtsgans inclusive diversen Extra-Schenkeln, ernährte mich in den Wochen darauf nur davon – wie auch von den Klößen, dem Gänseschmalz und den Bergen von Weihnachtsschokolade.

Aber: ich rauchte nicht! Und bemitleidete meinen Freund Jo Joffe aus meiner angefressenen Tonne heraus, der seine Nikotinkaugummis steckenließ und mit schlechtestem Gewissen wieder eine paffen musste – und nicht nur eine.

Zu Silvester, also zum Jahreswechsel 2020, als sie näher rückte, die altbekannte Stunde der guten Vorsätze (vergleichbar mit der hier bereits erwähnten Jahrhundertszene aus „Harry und Sally“, wo Billy Crystal aus dem Taxi springt, weil das im Silvesterstau steckenbleibt, und er nun beginnt downtown zu laufen, bald zu rennen – hin zur New Years Eve Party, auf der sich Meg Ryan so trostlos verloren langweilt), da war es genau um 23h59, so zeigte es mir meine App an, dass ich – auf den Jahreswechsel genau! – nun exakt zwei Monate und sechs Stunden rauchfrei war! Happy New Nichtraucher-Year!

Ein großer Schritt für mich, aber nur ein kleiner für die Menschheit, die zu diesem Neujahrstag noch nichts anzufangen wusste mit der Meldung, dass es in der chinesischen Provinz Wuhan zu einem mysteriösen Ausbruch von Lungenerkrankungen gekommen war.

Ein paar Wochen später besuchte ich meinen Bruder. Wir beschlossen, chinesisch essen zu gehen. Als ich einen Tisch bestellen wollte, drang aus dem Telefonhörer ein höchst übermütiges Gelächter – und tatsächlich hatten wir dann, in diesem fernöstlichen Restauranttempel die Wahl zwischen insgesamt fünfzig leeren Tischen mit zweihundert leeren Stühlen – dabei stand Fledermaussuppe dort nicht mal auf der Speisekarte!

Zum Drei-Monats-Jubiläum stoße ich in Kafkas Aphorismen auf diese durchaus existentiell zu verstehende Lebensmaxime: "Von einem gewissen Punkt an gibt es keine Rückkehr mehr. Dieser Punkt ist zu erreichen." Offenbar, dies schließe ich aus den Reaktionen auf facebook, gilt diese Wahrheit für Raucher und Nichtraucher gleichermaßen.

Als ich Ende April 2020 ein halbes rauchfreies Jahr vermelden konnte, regnete auf facebook ein warmer Beifall von über fünfhundert teilnehmenden Menschen auf mich hernieder – wie schön! Einer schenkte mir, als Foto, einen „Goldenen Aschenbecher", mit raunenden Anspielungen auf das ebenso legendäre wie entschwundene Bernsteinzimmer (Kriegswirren, Königsberg etc.), ein nett gemeinter Schwindel, weil ja wohl mittlerweile jeder weiß, dass der Soldatenkönig in seinem Tabakskollegium keine Marlboro duldete, sondern nur diese langstieligen Pfeifen der langen Kerls.

Mittlerweile hatte sich das Land in den Lockdown begeben. Meine Frau unterrichtete und betreute ihre Schulklassen über Online-Konferenzen, und das ließ sich selbstverständlich auch aus einer Ferienwohnung an der Ostsee bewerkstelligen; auch die Seminare im Psychologiestudium meines Sohnes fanden im Netz statt.

Uns wuchs diese Gegend hier oben zunehmend ans Herz – uns und unserem Hund Simba, einem Golden Retriever, einem ziemlich kautzigen Kerl, der denkt, er könne die Enten, die da in der ruhigen Dünung der Ostsee paddeln, dadurch erjagen, dass er mit sich mit hechelnden Riesensätzen plantschend ins Wasser wirft.

Bevor wir hierher gezogen waren, hatten wir Kriegsrat gehalten und übereinstimmend erkannt, dass uns in Hamburg, der Großstadt, bis auf ein paar Freunde nichts mehr hält – und dass wir hier oben durchaus leben könnten, denn auch hier wohnen gute Freunde. Nach ein paar Tagen der Suche fand mein Sohn eine Wohnung für sich, und meine Frau und ich ergatterten im Nachbarsdorf eine für uns – die allerschönste Wohnung am Rande eines Feldes, mit Blick auf die Ostsee.

Ein Luft- und Wasserkurort. Wir leben jetzt da, wo andere Urlaub machen. Nur noch Weite, eine sanft rollende Landschaft aus Feldern und Blumen und Katen am Rande eines Naturschutzgebietes. Verlangsamt. Still. Schön. Und dem Lebensalter angemessen, in das ich nun eintrete.

Und worüber ich im nächsten Kapitel schreibe.

Und überhaupt: Ans Rauchen denke ich schon längst nicht mehr!

RITT IN DIE ABENDSONNE

Mein Entschluss, dem Rauchen für immer Lebwohl zu sagen, ging einher mit der Erkenntnis, wie endlich das Leben ist – und wie wild entschlossen ich dieses Lebensende nun genießen möchte, so lange und so gut und so wundervoll wie möglich! Uns siehe da: tatsächlich habe ich mich in keiner bisherigen Lebensphase wohler und befreiter gefühlt als hier und jetzt.

Denn nicht nur den Zigarettenqualm ließ ich hinter mir – auch den Dunstkreis meines bisherigen Daseins: Hamburg. So bin ich also umgezogen, wahrscheinlich in diesem, meinem unruhigen Leben, zum letzten Male – hierhin aufs Land, in dieses kleine, unaufdringliche Paradies an der Ostseeküste (gleich gegenüber ein Friedhof; im Alter schätzt man kurze Wege). Und hier – ohne Zigarette – ist mir, als höre und sehe ich die Natur deutlicher, als wäre ich näher dran, weil ich Natur nun selber bin, ein frohgemuter Teil von ihr.

Merkwürdigerweise habe ich mich bereits sehr früh und mit gewaltiger Melancholie aufs Älterwerden eingegroovt, so mit zwölf, dreizehn, vierzehn, im Internat – da gab es plötzlich diesen jähen Erkenntniseinbruch in die Endlichkeit des Daseins; wie traurig und empört war ich da über diesen Affront, dereinst sterben zu müssen – viel trauriger und empörter, als ich es heute bin! (Obwohl – warum muss das so sein, dass man in einem kalten, feuchten Stück Erde landet – geht's noch? Warum nicht in einem Clubsessel? Und warum für immer? Ich käme mit der Ewigkeit besser klar, wenn sie sich nicht so hinzöge – besonders gegen Ende hin!)

Damals dachte ich, wie wird das wohl werden im Alter –

so viel näher am Tod; ich wurde regelrecht rührselig, vor allem, wenn ich Paul McCartneys „When I'm sixty four" lauschte, Song Nummer 9 auf „Sgt. Pepper's Lonely Hearts Club Band", der besten Pop-Platte aller Zeiten, wenn man der Fachzeitschrift „Rolling Stone" Glauben schenken möchte. Merkwürdig auch, dass Paul gerade mal erst sechzehn war, als er das Lied geschrieben hat.

Da muss ihn eine ähnliche Melancholie heimgesucht haben, ganz plötzlich, mitten im Lebensübermut – diese Endlichkeits-Ahnung in der Pubertät! Die Beatles spielten, wenn die Anlage mal ausfiel, diesen Song noch in jenen Tagen ihrer Auftritte im „Cavern" in Liverpool. Auf Sgt. Pepper's (1967) kam der Song mit klassischem Klarinettentrio und lustigem music hall Tempo – so, als ob er Gespenster verscheuchen wollte. Und dann wird er ohnehin von dem albernen „Lovely Rita" abgelöst. Aber ich merke gerade, ich weiche dem Ernst der Frage aus.

Also: das Älterwerden bietet selbstverständlich allen Grund zur Empörung, denn nichts ist „alternativloser" – auch wenn du dich dagegen anstemmst mit Sport und Yoga und Anti-Aging-Gedöns wie Tandra in der Tundra und Heilfasten auf Gyros; manches Mal schreist du in dich hinein vor Verlangen nach einer Zigarette, ja, auch das passiert noch ab und zu, aber es vergeht wie eine Wolke am Himmel, die weiterzieht.

Nein, den Verfall zu meiden ist die Freiheit, die du NICHT mehr hast. Altern bedeutet die ungebremste systematische Vernichtung deiner Kräfte, die Annullierung all deiner Anstrengungen und kleinen Siege. Man mag sich schönreden, Sechsundsechzig sei das neue Fünfzig, doch auch Fünfzig ist aus der Perspektive eines albernen Vierzehnjährigen (älter war ich nie) schon asbachuralt – vor allem, wenn mir bei den mittlerweile oft mühsamen Versuchen, einem Auto zu entsteigen, mit jedem Aussteigen ächzender klar wird, wie ach-so-schnell alles Irdische dahingeht! In Psalm 90 heißt es: „Unser Leben währet siebzig Jahre und wenn es hochkommt, so sind's achtzig Jahre, und wenn's köstlich gewesen ist, so ist es Mühe und Arbeit gewesen; denn es fährt schnell dahin als flögen wir davon…"

Als Katholik hege ich die Hoffnung, dass meine Seele hinüberschwingt und einmündet in die unendliche und unfassbare Liebe Gottes, sofern das mit dem jüngsten Gericht kein Gerücht ist – und ich dieses bestehe.

Meine hingebungs- und aufopferungsvolle Mutter flüsterte mir eine Woche vor ihrem Tode – sie war 93 und lebenssatt bis hin zur Lebensmüdigkeit – die Worte zu: „Ich hab Angst vor dem Richter." Dabei war sie die eine Person auf der Welt, die ausgerechnet diese Angst nicht haben musste. Wie könnte Gott ihr dies redliche, aufopferungsvolle Leben nicht lohnen? – Sie bestand nur aus Geben!

Ich habe sie übrigens nicht, diese Furcht. Vielmehr nehme ich an, dass unser Herrgott im Himmel beide Augen zudrücken wird bei mir – so wie das auf Erden bereits viele meiner Freunde getan haben und noch immer tun – hoffentlich noch recht lange. Bin ich zu übermütig? Bin ich nicht fromm genug? Bin ich immer noch leichtsinnige Vierzehn?

Bei allem Unwohlsein vor jenem Ende sechs Fuß unter der Ostsee-Erde, auf das ich ja wohl unausweichlich hinlebe, fühle ich in diesem Moment jedoch auch eine Art Befreiung.

Endlich loslassen! Nichts und Niemandem mehr etwas beweisen müssen!

Selbstverständlich habe ich auch in Schopenhauers Aphorismen zur Lebensweisheit geblättert, um meinen Betrachtungen hier ein gewisses intellektuelles Gewicht angedeihen zu lassen, und so stieß ich auf die Stelle „Das Alter aber hat die Heiterkeit dessen, der eine lange getragene Fessel los ist und sich nun frei bewegt." Nun, das war mir auch längst klar ohne den guten Arthur, und doch es ist schön, diesem Glücksgefühl höhere philosophische Weihen umhängen zu können. Und gleichzeitig auch komisch, dass ein so großer Kopf dereinst einmal das gleiche banale Zeugs gedacht hat wie meinereiner.

Da dies hier eine Art Bilanzstück ist, fällt mir die Weisheit eines Paters ein, der das Leben eine Herausforderung nennt, die nicht darin besteht, glücklich zu sein. Wir verwechseln das oft. Ein glückliches Leben, sofern es das geben sollte, ist nicht notwendigerweise ein geglücktes Leben. Denn das wäre eines, das die jeweils eigene Lebensaufgabe erkennt und erfüllt. Goethe, der große Heide, hat sein Leben als Werk, als Architektur betrachtet. Doch ich glaube, der Pater meinte es leicht anders. Im Sinne einer Mission. Jedes Leben, auch das der Nicht-Goethes, ist mit seinem unverwechselbaren immanenten Sinn ausgestattet. Schrecklich stelle ich mir die Todesstunde vor, in der man erkennt, dass man an diesem Sinn, an diesem Auftrag vollends vorbeigelebt hat.

Selbstverständlich fällt mir hier auch die Türhüter-Legende „Vor dem Gesetz" aus Kafkas „Prozess" ein. Der Wartende gewahrt dies Strahlen im Innern des Palastes, und doch wird dort, an seines langen Lebens Ende, da er dort auf

Einlass gehofft und gewartet hat, diese Tür, die nur ihm bestimmt war, verschlossen. Wahrscheinlich ist die Schwierigkeit in unser aller Leben ebenjenes Rätsel, herauszufinden, was unser Auftrag ist.

Zur Dankbarkeit: In meinem jetzigen Zustand – einem, ohne allzu große Gebrechen (sieht man ab von dem ewigen Kampf gegen Übergewicht oder Bluthochdruck, also ein gewisses Herzinfarkt-Risiko etc.), erfüllt mich ein großer Frieden, eine von Dankbarkeit gespeiste Gelassenheit.

Ja, die gibt es – trotz aller düsteren Ausblicke in die Zukunft! Trotz aller Polemiken gegen eine Regierungstruppe aus scheinheiligen Utopisten bis abgrundtiefen Zynikern! Ja, es gibt sie trotz des Verfalls meines Berufes, dessen beste Jahre ich miterleben, ja ‚mitabenteuern' durfte als Journalist mit Erfahrungshunger, als Geschichtenerzähler mit meiner Liebe zu Außenseitern und Geächteten. Ich habe ihn geliebt, diesen Beruf, trotz aller Feindseligkeiten, mit denen der Weg des Dissidenten gepflastert ist. Es hätte alles sehr viel eher enden können.

Wenn ich an den Moment in Thailand denke, als plötzlich der Kühlergrill des LKW über meinem Motorrad auftauchte, oder meine Überdosis Schlaftabletten in der Jugend, als mir alles zu mühselig wurde, oder mein Überroller von der vereisten Autobahn bei München in den Graben, der Schlaganfall, der Herzinfarkt, die Schüsse an der Grenze zum Kosovo – kurzum: meine Frau behauptet, dass sich Geschwader von Schutzengeln bereit machen, wenn ich einen Fuß auf die Straße setze, entweder das, oder eben sagenhaftes Glück schon von meiner Frühgeburt an. Ein Wunder, dass ich es bis in dieses Alter geschafft habe, über das Udo

Jürgens sang „Mit 66 Jahren, da fängt's erst richtig an…" Viele aus meiner Hippiejugend sind an Drogen gestorben – vielleicht waren uns Drogen wie eine Art Kriegserfahrung.

Das Glück, die Liebe meines Lebens zu finden! Das Glück, wundervolle Menschen als Freunde zu wissen! Das Glück, einen Beruf zu haben, der mir zur Leidenschaft wurde und mit dem ich den Lebensunterhalt für die Familie bestreiten konnte! Das Glück, einen prächtigen Sohn zu haben, der seinen Weg machen wird. Das Glück, aufzuwachsen mit Brüdern, die ich liebe! Und last not least das unschätzbare Glück, so wundervolle (leider verstorbene) Eltern gehabt zu haben – zwei großartige Menschen jener Schicksalsgeneration, die nicht an sich dachte, sondern einzig an uns Kinder – all das ist mehr an Glück, als ich wahrscheinlich verdient habe.

Für die ganz große Karriere fehlte mir die Selbstbeherrschung, die Disziplin, vielleicht auch der Wille – aber das ist in Ordnung so. Damit bin ich völlig ausgesöhnt, und wenn ich mit meinem Retriever Simba in der rosigen Sommerabendstille am Meeressaum entlanglaufe, nachdem die Touristen-Familien mit ihren Kindern in ihre Ferienwohnungen zurückgekehrt sind und ihre Muscheln vergleichen, wenn ich den Schwalben in ihren waghalsigen Flugmanövern über den Rapsfeldern zusehe und dem Mann in der Lederjacke begegne, etwa mein Alter, der manchmal abends auf einem Geröllbrocken am Meer unter der uralten, schiefen Eiche mit seiner akustischen Gitarre sitzt und improvisiert und seine Saiten klingen lässt, für sich selber, für die sanft plätschernden Wellen, die singenden Vögel, für mich und meinen Hund und den Schöpfer, der all dies so wunderbar bereitet hat – dann ist jeder Atemzug ein großes DANKE.

Und so bin ich meinem Schöpfer schon wieder einen Tag entgegengegangen – entgegenkommend, wie ich bin! Und mir fallen die trauerschönen letzten Zeilen des großen Zynikers Gottfried Benn ein aus seinem Gedicht „Menschen getroffen“: „Ich habe mich oft gefragt und keine Antwort gefunden, woher das Sanfte und das Gute kommt, weiß es auch heute nicht und muss nun gehen.“ Und dann denke ich mir: Na, sooo schlimm sind wir alten, weißen Männer doch nun auch wieder nicht!

Nun denn: auch Poeten, Priester und Philosophen werden älter – sogar Journalisten. Wie damit umgehen? Empörung bringt nichts – mag der innere Teenager auch noch so zürnen. Vorteil für uns Katholiken: der Blick auf die Ewigkeit tröstet und ist für mich verbunden mit der Fähigkeit, Danke zu sagen.

Danke!

Oder, in diesem aktuellen Falle: Thank you for not smoking!

„ES IST KRIEG, MANN!“

Rio de Janeiro ertrinkt in Gewalt: Nach bestialischen Morden ertönt der Ruf nach härterem Durchgreifen, dabei ist die Polizei eine der korruptesten der Welt. Nun soll, wieder mal, ein neuer Chef aufräumen. Von Matthias Matussek

Wäre Rio noch einer jener alten Abenteuerfilme in Technicolor, könnten seine Probleme durch diesen Mann gelöst werden. Starkes Kinn, gerader Blick, Nichtraucher. So einer springt aus dem Helikopter ins Rennboot, um im letzten Moment die Bombe zu entschärfen, die auf die Palmen der Copacabana zurast, und das alles im Anzug. Einen Doktortitel hat er auch noch: Dr. Alvaro Lins, 33 Jahre alt.

Er ist der neue Polizeichef, ein Spitzenermittler in Sachen Geldwäsche und Entführungen, und er ist aufgeweckt genug, um das ganz andere Kino gut zu finden. „Traffic“ zum Beispiel, den tristen Doku-Thriller mit Michel Douglas, der zeigt, dass der Kampf gegen die Drogen nicht mehr zu gewinnen ist: „Dieser Film ist Rio heute.“

Die Milliardenbranche Drogen spült seit den achtziger Jahren Waffen und Verrückte und Tote um den Globus. Wer kommt gegen ihre Gewinnspannen an? Schon stabilere Demokratien wanken, der schwindsüchtigen brasilianischen dagegen haut sie die Beine weg. Rio ist fest im Griff der verfeindeten Mafia-Banden Comando Vermelho und Terceiro Comando, und der Brutalisierungspegel steigt täglich. Das ist die Ausgangslage.

„Sollte man den Mist nicht endlich legalisieren, um der Mafia das Geschäft zu nehmen?“ Lins nickt unmerklich. Seine Augen bleiben grau und kühl. Das Kino zeigt, was er nicht sagen darf. Von den 8 Millionen Einwohnern Rios nutzen schätzungsweise zehn Prozent zumindest gelegentlich Kokain – ein gigantischer Markt, der gigantische Profite abwirft.

Drogen kaufen Waffen, kaufen Politiker, kaufen Städte, und Lins, der vierte Polizeichef in vier Jahren, sitzt buchstäblich auf einem Pulverfass. Acht Stockwerke unter ihm, in der Kripo-Zentrale von Rio de Janeiro, liegt eine Tropfsteinhöhle aus Eisen und Stahl mit rund 200 000 beschlagnahmten Pistolen und Gewehren, in verstaubten Pyramiden oder frisch hineingeschwemmten Bündeln, durch die man hüfthoch steigt - Ablagerungen aus Mord und Totschlag.

Da sind sie gesammelt, die semiautomatischen Walters und die Revolver, die israelischen Uzi, die russischen Kalaschnikow, die argentinischen Fara - die Global Economy des Verbrechens. Keiner schafft es noch, diesen tödlichen Schrott zu katalogisieren. Allein im letzten Jahr wurden 10 332 Waffen kassiert, mehr als je zuvor und genug, um die gesamten Polizeikräfte Venezuelas auszurüsten. Und jeder weiß: Das hier ist nur ein Bruchteil. Rio ertrinkt in Waffen, und die allermeisten davon sind in den falschen Händen.

„Früher hat man Autos kurzgeschlossen und geklaut", sagt Lins. „Heute halten dir 16-Jährige an Ampeln die Knarre an den Schädel, und oft drücken sie ab." Die Zahl der Raubmorde hat sich im April im Vergleich zum Vorjahr verdoppelt. Eine Stadt lebt in Angst, und Lins soll sie ihr nehmen.

Die Angst ist unsichtbar und totalitär. Sie ist eine ständige Menschenrechtsverletzung, um die sich kein Aktionskomitee kümmert. Sie schreibt dir vor, was du tun darfst und was nicht, und spätestens mit dem ersten Überfall am Strand hast du sie eingefangen wie einen Virus.

Die Gefahr lässt sich nicht ghettoisieren wie etwa in New York. In keiner Stadt der Welt sind Armenhütten und Paläste, Edelmut und Elend, Liebe und Tod verschränkt wie hier: wie Finger zweier Hände.

Sicher, der Mensch ist das Lebewesen, das verdrängen kann. Du gibst nachts an roten Ampeln Gas - und du verdrängst. Du hörst von dem Gangster, der seine Opfer mit Pistolenschüssen durch die Hände stigmatisiert und zurücklässt wie Visitenkarten aus der katholischen Hölle - und du verdrängst. Ein angeschossener Autofahrer rast an deiner Haustür vorbei, auf der Flucht vor Banditen - und du verdrängst.

Doch dann passiert dieser eine Mord, und du schaffst es nicht mehr. Zwei Banditen, die in Santa Teresa, dem charmanten Boheme-Viertel auf dem Hügel, die Logopädin Márcia in ihrer Wohnung überfielen. Sie vergewaltigten sie und ihre 13-jährige Tochter, während Sohn und Ex-Mann, beide gefesselt, im Nebenzimmer lagen. Schließlich skalpierten sie die Lehrerin.

Die Beute für die Gangster: 500 Mark. Unter ihnen war der 18-jährige babygesichtige Alan, der wochenlang für Márcia gearbeitet hatte; während er sie massakrierte, brüstete er sich damit, Killer der Mafia „Rotes Kommando“ zu sein.

Truman Capotes „Kaltblütig“ also, in der Carioca-Version. Dieser Mord hat es tatsächlich geschafft, die Korruptionsspektakel mittelmäßiger politischer Pfauen von den Titelseiten zu verdrängen. Rios Tänzer sind aus dem Tritt geraten. Leitartikler fordern eine Diskussion um die Todesstrafe, und du rufst mit allen anderen nach einer starken Polizei, nach einem Supermann, vielleicht nach einem wie Alvaro Lins.

Und dann wirst du erst recht nervös, denn im Ernstfall weißt du nicht mehr, wen du vor dir hast: den guten oder den bösen Cop.

Noch in den siebziger Jahren schlich man mit einem Schauder an der düsteren Polizeizentrale vorbei, denn man wusste, dass in ihren Kellern die Gegner der Diktatur gefoltert wurden. 30 Jahre später wünschen sich manche zurück in den totalitären Staat, weil sie das totalitäre Verbrechen nicht mehr ertragen.

Doch unter den rund 30 000 Militärpolizisten und 10 000 Zivilen sind nicht wenige, die das Schlechteste zweier Welten beerbt haben: die Brutalität der Diktatur und die kriminelle Selbstbereicherungsanarchie einer zerfallenden jungen Demokratie. Ein Höllencocktail.

Polizisten kontrollieren den Transen-Strich in Lapa, und sie verdienen als Fluchthelfer aus den Gefängnissen. Sie greifen mit privaten Verkehrskontrollen Autofahrer ab. Sie kidnappen, sie dealen, sie hehlen geklaute Autos. Menschenrechtsorganisationen machen mobil, denn Rios Polizei ist die tödlichste der Welt - bei ihren Einsätzen kommen auf einen Verwundeten drei Tote.

Doch auch das ist richtig: Es sind Polizisten, die korrupte Kollegen verhaften, und es sind Polizisten, die bei ihren Razzien gegen durchorganisierte Gangsterarmeen ihr Leben aufs Spiel setzen. „Die sind weit besser ausgerüstet als wir“, sagt Lins. „Alle vier Tage beerdigen wir einen von uns.“

Und täglich werden doppelt so viele Gangster ausgebildet wie Polizisten. Lins weiß, wovon er spricht, er hat die Spezialeinheit Polinter samt Knast geleitet. Wer da rauskommt, ist zur Mordmaschine frisiert: Allein im letzten Jahr starben in Rio 90 Beamte.

Es ist Krieg in Rio de Janeiro, und an der Front lösen sich die Unterschiede zwischen Verbrechen und Verbrechensbekämpfung fast zwangsläufig auf. Man braucht sehr gute Augen, um in diesem Halbdämmer das eine vom anderen zu unterscheiden.

*

Die Polizeiwache 59 A in Rios Baixada Fluminense ist ein schäbiger dreistöckiger Klotz mit Bauschutt hinterm Eingangsportal und ein paar sichergestellten Automotoren im Flur. Der Beamte am Nachtschalter quält eine alte Schreibmaschine mit zwei Fingern, tack, tack, tack, wie kleine Schüsse, die in Notwehr abgegeben werden gegen die lärmende barfüßige Klientel vor dem Fenster.

Man sieht den Protokollen an, dass sie bereits vergessen sind, wenn sie aus der Maschine gezogen werden - die Aufklärungsquote liegt unter zwei Prozent. In der Baixada wird so schnell getötet wie im kolumbianischen Cali, und zu neun von zehn Morden fehlt jeder Hinweis.

In der Baixada grassiert tatsächlich die Lepra. Und im endlosen Gewirr schlecht verputzter Schuhschachteln wird mit allem gedealt: mit Mädchen, mit geschützten Vögeln aus dem Pantanal, mit Drogen sowieso. Kokain-Pate Beira-Mar hatte in der Baixada seine Waffenlager, aus denen er die kolumbianische Farc-Guerrilla belieferte. Und die Polizisten haben von allen in Rio den miesesten Ruf - Sicherheitschef Josias Quintal verdächtigt sie, mit den Autoschiebern zusammenzuarbeiten.

Wer in der Baixada Dienst schiebt, hat Überleben gelernt. Delegado Ronaldo etwa, der seit 35 Jahren dabei ist. Jetzt ist er 63 und kann „einfach nicht aufhören". Sein Zimmer ist Luxus. Es hat einen Fernseher, der auf Fausthiebe reagiert und eine Kunstledercouch, auf der er sich ausstrecken kann - die anderen schieben sich Tische zusammen.

Ronaldo trägt ein zu enges dotterfarbenes Hemd, eine schreiende Krawatte, und er spricht langsam, denn ein Tumor hat ein hühnereigroßes Loch in seinen linken Kiefer gefressen. Ab und zu steht er auf, um seinen Mund auszuspülen.

„Wie geht es euch Deutschen nach Hitler?", fragt er mitfühlend. Immerhin, meint er nach einem Blick in die entgeisterten Gesichter, gab es damals wohl Ordnung und Arbeit für alle, und vor allem keine Kriminellen. Eine kaputte Neonröhre zuckt, sein Gesicht ist bleich, und seine Augen sind müde, denn sie haben ein Leben lang in den Schmutz gestarrt. „Hitler war Idealist", sagt er, und dann spült er wieder den Mund.

Die Nachtschicht hat gerade begonnen, und vor Ronaldos Tisch sitzt Delegado Luiz Torres, sein Freund vom Nachbarrevier, mit einer Checkliste. Die neueste Anordnung von oben, von Lins - nun sollen sich die Chefinspektoren gegenseitig kontrollieren. „Zur Hebung der Moral", sagt Luiz achselzuckend, „eine pädagogische Maßnahme."

Also, wie sieht es aus mit der Anwesenheitsliste? Mit Funkgeräten, Bewaffnung, Gefängnisbelegung? „Zurzeit sitzen 381, heute Nacht werden wir die 390 schaffen." Geplant war der Knast mal für 100, aber was taugen schon Pläne: „Von mir aus können die da oben so viel kontrollieren, wie sie wollen, das ändert meine Arbeit kein Stück."

Die Nacht beginnt mit einem kleinen Aderlass - drei Jugendliche müssen auf richterliche Anordnung entlassen werden, da sie die Waffen und das Kokain bei ihrer Festnahme nicht am Körper trugen. Der Delegado lässt sich zum Knasttrakt durchschließen, wo bereits ein Anwalt mit den Papieren wedelt.

Vor der Wache warten Freundinnen, Teenagerbeautys mit harten Piranha-Augen und knappen Tops, und im Imbiss gegenüber wird der Knast-Fraß weggespült. Sie lassen sich feiern wie Helden. „Die sind bald wieder hier", sagt Delegado Ronaldo.

Kurz darauf fliegt die Tür auf. Ein Trupp Militärpolizisten stößt den 20-jährigen Dealer Carlos in den Raum, ein ausgemergeltes, barfüßiges Straßenkid in Shorts. Sein linkes Auge ist geschwollen. Die Ware - 54 Briefe Kokain, 59 Beutelchen Marihuana - wird auf dem Tisch ausgebreitet. Dazu eine komplette Telefonliste.

Er sei erst seit zwei Wochen im Geschäft, behauptet Carlos, und Ronaldo scheint ihm zu glauben - nur ein Neuling kann so bescheuert sein und sich mit Kundenliste verhaften lassen. Er wird Carlos in den Gefängnistrakt schieben lassen wie in einen überfüllten Frachtraum, und die Welt wird danach keinen Deut besser aussehen.

Es regnet pausenlos, die Polizeiwache 59 A erlebt eine

Nacht wie jede andere. Mit glänzend nassen Gesichtern und durchweichten Uniformen stürzen die Beamten in den folgenden Stunden mit immer neuen Fängen herein, wie Fischer eines Kutters, der auf einem Meer des Elends treibt.

Sargento Gonçalvez vom 15. Bataillon der Militärpolizei hatte Carlos mit seinen Männern in der Favela Dungue aufgegriffen. Im Regen war die Sicht schlecht, es kam zu Schusswechseln: „Die anderen sind abgehauen." Wie viel er verdient? Der Sargento kramt seinen Gehaltszettel raus. Warum er für 743 Mark sein Leben riskiert? „Weil ich verrückt bin", sagt er und lacht schallend. Er hat zwei Kinder, und seine Frau hat jede Nacht um ihn Angst.

Während er die Festnahme zu Protokoll gibt, sorgt eine Gossenposse für Abwechslung. In den Verhörraum stolpern der kleinwüchsige Fernando und die voluminöse Luiza. Fernando wollte es sich von Luiza besorgen lassen, ein Blowjob für fünf Mark, bis er gemerkt hat, dass Luiza ein Kerl ist. Jetzt will er seine fünf Mark wieder- haben. Der MP nickt mitfühlend.

Kurz darauf wird klar, dass das Recht wichtiger ist als Brot und dass die schlechteste Polizei immer noch besser ist als gar keine: Der 13-jährige Roberto ist mit seinem Vater zur Zeugenvernehmung erschienen. Dieser Typ dort, gefesselt auf einer Bank im Flur, hat ihm seinen 22er Revolver vors Gesicht gehalten und das Mofa geklaut.

Roberto ist blass vor Angst und Wut. Noch vor drei Stunden hat er in eine tödliche kleine Mündung gestarrt. Was mit dem Räuber passieren soll? Scheu schaut er hinüber. „Er sollte nie wieder rauskommen dürfen." Was er von der

Polizei hält? „Sie ist die beste der Welt."

Der Täter sitzt in der Zwischenzeit grinsend auf einer Bank. Er wird mit Bewährungsauflagen bald wieder auf der Straße sein. „Die Knarre, die wir ihm abgenommen haben, ist gemein", sagt der MP, der ihn gestellt hat: „Kleinkalibrige Geschosse wandern im Körper, man kriegt sie schlecht raus."

So geht es weiter, Stunde um Stunde. In ermüdender Routine wirft die Mannschaft von Wache 59 A die Netze aus, und dann wird an Deck gezogen, was die Nacht an Drogendealern und Autoknackern und Mördern hergibt, an Verzweifelten und Lebensschrott, und es gibt keine Erlösten auf dieser Wache, nur gemeinsam Verdammte auf einem Totenschiff.

Am frühen Morgen wird es ruhig. Delegado Ronaldo kramt sein kariertes Kissen aus dem Spind und spült ein letztes Mal seinen Mund aus. Korruption? „Natürlich gibt es die", sagt er. Politiker sind korrupt, Richter sind es, selbst im Fußball wird bestochen. Jeden Tag liest du so was in der Zeitung. Jeder bereichert sich. Und da soll der kleine Polizist nicht die Hand aufhalten?

Der Delegado zuckt mit den Schultern. „Was erwarten Sie?" Nichts wird sich ändern, nie, in dieser endlosen Nacht.

Ohne Hoffnung allerdings kann keine Gesellschaft leben, und Hoffnung ist das Geschäft der Politik. Mit dem Versprechen auf Sicherheit und Polizeireform wurde Rios Gouverneur Anthony Garotinho vor drei Jahren ins Amt gewählt, und das Programm dafür hatte Luiz Eduardo Soares entworfen.

*

Dass der Mensch gut ist und die kapitalistische Gesellschaft schlecht, gehört zu den Grundüberzeugungen der Linken. Soares, der linke Anthropologie-Professor, bog ihr eine zweite metaphysische Weisheit bei, nämlich, dass der Mensch durchaus auch böse ist und dass man die Gesellschaft vor ihm schützen muss.

Es ist wichtig, für eine gerechtere Gesellschaft zu kämpfen. Aber es wäre auch prima, wenn dir auf dem Weg dahin nicht die Handtasche geklaut oder der Kopf weggeblasen wird. Früher hat Soares die Junta bekämpft. Heute kämpft er für eine effiziente Polizei.

Die Hoffnung unter Soares bekam einen Namen: „Nova Polícia" wurde auf die Autos gepinselt, und die typische, heruntergekommene Rio-Wache wurde umgewandelt in eine „Delegacia Legal", was gleichzeitig toll und legal bedeutet.

Tatsächlich gab es bald die ersten Modellstationen mit Aircondition und Empfangstheken wie in einem Handy-Laden. Die Leute sollten gern zu ihren Revierpolizisten kommen, und auch die wurden besser behandelt - nun gab es Schreibkräfte und Pritschen für den Nachtdienst, eine Abkoppelung der Gefängnisse und vor allem Computer, die die vorsintflutlichen Ablagesysteme ersetzen. Ein Feelgood-Programm.

Doch bald wurde klar, dass es Soares nicht bei Pinselstrichen und neuen Autos bewenden lassen wollte. Er forderte das System heraus. Er führte ein strenges Kontrollsystem der Delegacias ein, die bis dahin wie unabhängige kleine Fürstentümer operierten und teilweise erhebliche Schutzgelder bei Puffbesitzern und Hehlern eintrieben. „Delegacias wurden verhökert wie Pfründen.“

Korrupte Polizisten wurden angeklagt oder verließen von sich aus den Dienst. Soares schuf ein Netz von Vertrauensleuten für seinen Kampf. „Das ging gut, bis ich dem Gouverneur beweisen konnte, dass die Korruption der Polizei bis in die Spitze reichte.“

Er ging damit an die Öffentlichkeit. Der Gouverneur reagierte, so Soares, sofort - er schmiss ihn raus und ernannte ausgerechnet einen derjenigen zum Polizeichef, die Soares im Fadenkreuz hatte.

„Das war hohe politische Kunst“, sagt Soares sarkastisch: „Wenn du es mit einem Gegner nicht aufnehmen kannst, mach ihn dir zum Freund.“ Der neue Chef musste zwar bald unter Korruptionsverdacht zurücktreten, aber das Erneuerungsprogramm geriet ins Stolpern.

Immerhin gibt es mittlerweile 15 dieser „Delegacias Legais“, und eine davon ist gerade im Neon sprühenden Gavea eröffnet worden - viel Glas und Helligkeit und strahlend blaue Designertresen, so modern wie die Bars ringsum, und ihr Chef im Nachtdienst ist Delegado Luís Zettermann.

*

Zettermann weiß längst, dass es nicht die Armut ist, die Kriminelle backt - rund ein Drittel aller Morde durch Jugendliche gehen auf das Konto von Mittelstandskids, von denen also, die Koks ziehen und die Discos in seinem Revier frequentieren. Von Bürschchen mit Bartflaum und Designerklamotten, die töten, um ihre Drogen, ihre Konsumtrips zu finanzieren. Oder auch einfach nur aus Spaß: „Nicht Armut macht kriminell, sondern Leere."

Über die Jahre ist Zettermann zum Philosophen geworden: „Dreck bleibt Dreck, egal, wie er sich anzieht." Und dann noch diese weitere Weisheit: „Du kannst gegen das System nur gewinnen, wenn du ehrlich bleibst."

Sein Sieg sieht auf den ersten Blick fürchterlich aus. Da er sich die Mieten in der Nähe der Wache nicht leisten kann, wohnt er weit draußen im Norden der Stadt. Klumpfüßige Möbel, ein winziger vergitterter Balkon, Leonardo da Vincis „Abendmahl" als Teller an der Wand.

Seine Karriere ist ein Pappkarton mit vergilbenden Zeitungsausschnitten, die über aufregende Ermittlungserfolge eines jungen Juristen und Inspektors in der Provinz berichten. Die Schlagzeilen werden größer, als er befördert wird und sich mit den Glücksspielsyndikaten anlegt. Dann wird der Tonfall gehässig, und schließlich tröpfeln nur noch Randnotizen über einen Prozess und Wiedergutmachungen.

Zettermanns Fehler? Er war der Sonne zu nahe gekommen. Er hatte Mafiosi zugesetzt, die einen kurzen Draht zu Abgeordneten hatten. „Du kannst dir nicht vorstellen", gestand ihm der damalige Polizeichef Hélio Luz später, „wie viele Bitten ich bekommen habe, dich abzuziehen."

Als Hélio Luz schließlich genervt von politischen Intrigen das Handtuch schmiss, wurde es für Zettermann eng. Er stolperte in eine der Fallen, die man Polizisten legt, die zu neugierig sind. Ein offensichtlich bezahlter Kleinkrimineller bezichtigte ihn der Korruption.

Letztes Jahr wurde er in allen Punkten rehabilitiert. Die

Staatsanwältin - „sie hasste mich ohnehin, weil ich ihre Freundin nicht beförderte“ - bekam ein Disziplinarverfahren und Zettermann diese neue Delegacia angeboten. „Ein neuer Kampf“, sagt er. „Das hat mich gereizt.“

Plötzlich wird klar, was er mit dem Sieg gegen das System meint. Diese Wohnung, diese durchgesessene Couch, diese armseligen Schmuckteller und zerschlissenen Bücher, dieser ganze Krempel schreit: Ich habe nie die Hand aufgehalten.

Zettermann ist nicht mehr jung, das Haar lichtet sich, und er hat Probleme mit seinem Gewicht. Doch an einen wie ihn muss Raymond Chandler gedacht haben, als er seinen Helden beschrieb: „Durch diese schäbigen Straßen muss ein Mann gehen, der selber nicht schäbig ist.“ Ein Mann von Ehre, ehrlich aus Instinkt.

Tugend als Millimeterarbeit, als tägliche unbeirrte Plackerei - wenn es eine Chance für Rios Polizei gibt, dann liegt sie nicht bei den Superbullen und grandiosen Masterplänen, sondern bei unscheinbaren Typen wie Zettermann.

Hat Zettermann nicht Angst? „Angst müssen die haben, die unehrlich sind“, sagt er. „Die werden von allen Seiten bedroht, ich nur von vorne.“

Eines seiner Zimmer hat er mit Teppichböden ausgenagelt und zum Tonstudio ausgebaut. Da sitzt er nach Dienstschluss und bearbeitet sein Keyboard und komponiert seine Balladen. Die traurigste heißt „Unser Land“. Der Refrain lautet: „Eines Tages wird es genauso aussehen, wie wir es uns erträumt haben.“

*

Der Weg dahin scheint endlos, und er führt ganz sicher über Männer wie Cabela. Er erwartet uns in einem unauffälligen zweistöckigen Haus am Rande der Favela Campo do Alemão. Cabela ist Killer des Comando Vermelho, des Roten Kommandos. Er trägt eine Strickmütze mit Sehschlitzen, darüber die Kapuze eines Anoraks.

Er sitzt am Fenster und schaut durch das Schmuckgitter immer wieder nervös zur Straße hinunter, auf die ein paar Peitschenlaternen gelbes Licht werfen. Ein Anwalt hat dieses Treffen vermittelt, und alle sind nervös: der Anwalt, der Reporter, der Fotograf, der Killer.

Der Killer fühlt sich unwohl, denn er ist nicht auf eigenem Terrain. Er hat die unangenehme Angewohnheit, Sätze dadurch zu unterstreichen, dass er den Lauf seiner halb automatischen Pistole schnappen lässt. Warum er sich überhaupt interviewen lässt? Wahrscheinlich, weil es der Selbstmystifikation hilft. Er hat sein Leben auf diese Gangsterrolle reduziert, und die will er nun sehen. Schließlich ist auch der große Mafia-Pate Beira-Mar eine Art Medienstar, ist derzeit auf dem Cover der Illustrierten.

Dass sie den Paten gefasst haben, ändert überhaupt nichts. Und es ist noch die Frage, wie lange er überhaupt sitzt. Beira-Mar sei mit seiner Bande verbündet. „Mein Blut ist rot", sagt er, „rot wie das Rote Kommando." So ähnlich klingen auch die Slogans für Suppentüten oder Vasco da Gama, seinen Fußballverein.

Nur, dass es hier nicht um Tore geht, sondern um Tote. Cabelas monotones Genuschel ist reflexionsloser, tödlicher

Gangster-Rap, mit Worten, die zu Boden fallen wie leere Patronenhülsen. Wenn der Boss zum Krieg ruft, sagt er, geht er ins Gefecht, in vorderster Linie. Dann marschieren sie in eine Favela, um mit dem Gegner aufzuräumen, mit Leuten des Terceiro Comando, der Mafia-Konkurrenz. „Die Deutschen stören dabei nicht weiter." Die „alemães", tatsächlich, das ist Gangsterslang für „Polizei". Vor den Alemães hat er keinen Respekt. Entweder sie stehen auf der Gehaltsliste, oder sie werden getötet. Allerdings haben sie seinen Bruder auf dem Gewissen. Das „Terceiro" habe sie bezahlt, um eine Razzia durchzuziehen, und damals, vor zehn Jahren, hatte er Rache geschworen und war dem Roten Kommando beigetreten.

Cabela ist 28. Einen Ausstieg gibt es für ihn nicht mehr. Ob er mit seinem Tod rechnet? „Das weiß nur Gott." Was Gott damit zu tun habe? „Gott ist groß", sagt er und lässt die Pistole schnappen.

Wo kommt er her, wie wuchs er auf, was machen seine Eltern? „Wenn ich meinen Vater erwischen würde", schnapp, schnapp, „würde ich ihn umbringen." Warum? „Weil er nach dem Tod meines Bruders sagte, das geschehe ihm recht."

Seine Einheit, sagt er, umfasse ungefähr 150 Leute. Sein Boss ist jünger als er, er kennt ihn seit der Kindheit. Was ihn zum Boss gemacht habe? „Er hat mehr umgelegt." Schnapp, schnapp. Wie viel Cabela auf dem Gewissen hat. „Es ist Krieg, Mann, da zählt man nicht nach." Wer Krieg führt, ist entlastet.

Natürlich hat auch er schon gesessen. Der Jugendknast,

sagt er, war eine Art Grundschule, doch die Fachausbildung kriegst du nur auf dem Asphalt. Wenn es schlecht läuft in der Favela mit ihren auf nackte Erde gepflanzten Hütten, wenn die Drogen knapp werden, dann geht er auf den Asphalt. Dann macht er Jagd in den Straßen Rios, auf Passanten und Autos, und dann ist die ganze Stadt sein Revier.

Was man tun müsse, um sich gegen ihn zu schützen und gegen dieses Ding da, das ihm aus der Hand wächst und das er ständig befingern muss wie eine Warze? „Am besten, du sagst, du bist Familienvater und Arbeiter." Allerdings sei auch das keine Gewähr. Letzte Woche musste er abdrücken, denn der Kerl hatte eine falsche Bewegung gemacht. „Notwehr", sagt er, und du spürst, wie Wut in dir aufsteigt und mit dem Blick auf die Knarre eine unendliche Wehrlosigkeit. Welcher Sozialingenieur soll so einen je umkrempeln können?

Plötzlich dringt von der Straße der Sirenenrülpser eines Streifenwagens. Cabela springt auf und brüllt. Stühle fallen, alle gehen in Deckung. Nach einer Weile späht der Anwalt durchs Fenster. „Nur die Guarda Municipal", sagt er. Die unbewaffnete Stadtpolizei, die Falschparker aufschreibt. Es gelingt ihm, Cabela ein wenig zu beruhigen.

Bei allen rast der Puls, denn Typen wie Cabela sind unberechenbare Berufsparanoiker. Seine Augen über dem Rand der Sehschlitze stehen in Schweißpfützen, und sie wandern unruhig hin und her wie blaue Fische. Nun muss es schnell gehen. „Noch fünf Minuten."

Ob der neue Polizeichef eine Gefahr für ihn und das Rote Kommando darstelle? Cabela ist verdutzt. Dann lacht er ungläubig. „Der arbeitet bald bei uns mit“, sagt er. Nein, Mann, die Deutschen sind nicht das Problem. Der Feind ist das Terceiro Comando. Hinterhältige Schlangen. Feiglinge. „Sie töten sogar Kinder.“

Das ist wohl das Verblüffendste an diesen Typen - selbst der Brutalste bemüht sich noch um moralische Überlegenheit. Es gibt immer einen, der noch schlimmer ist und den Tod absolut verdient hat. Und das sind die vom Terceiro Comando. Die anderen Opfer, Familienväter zum Beispiel, auch Polizisten, sind bloße Notwehr.

Zurzeit sei man dabei, Waffen zu beschaffen. Und dann gehe es in den Krieg. Er lässt ein letztes Mal den Lauf schnappen und springt auf. „Kauft in den nächsten Wochen die Zeitung“, sagt er. „Erinnert euch an Cabela.“

Wir sollen also die Kritiken lesen. Das sind wohl die schlimmsten Filme: die einen komplett ratlos zurücklassen.

ISBN 978-3-7531-2834-4
9 783753 128344 00001
www.epubli.de